JN086815

NEW MEDICAL MANAGEMENT

看護主任・リーダーのための

コーチングスキル入門

株式会社ウィ・キャン
濱川博招／島川久美子
Hiroaki Hamakawa / Kumiko Shimakawa

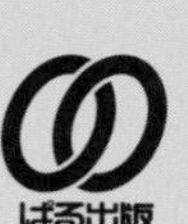

ぱる出版

まえがき

数年前、サンフランシスコ州立病院に立ち寄った時のことです。食堂の入り口の壁に、大きな絵が飾られていました。微笑む患者さんを真ん中にして、数名の医療従事者が笑顔で囲んでいる絵だったと記憶しています。

描かれていた人びとの表情の明るさに感動したのを覚えています。その一方で、私たちの周りの病院職員たちが、どれだけ明るい笑顔を浮かべることができるかを考えた瞬間、私は少し悲しい気持ちになりました。

もちろん絵と現実の差はあります。しかし、患者さんの笑顔をつくるのは、絵でも現実でも、職員のステキな笑顔なのです。

先日出版社の方から改訂版をというお話をいただき、『できる看護主任・リーダーのコーチング術』（２００８年刊行）をもう一度読み直しました。２００８年当時のまえがきで、こんな引用をしています。

『つい先日、ある看護師さんから相談を受けました。「○○病院に転職して3ヶ月です。実は後悔をしています。看護部長に業務のことで質問したり相談しても、ほとんどとりあってくれません。3ヶ月しかたっていないので、もう少し我慢しようと思うのですが……」というものでした。』

2021年9月に看護師さんの退職の建前と本音のインタビューをしました。全く同じ言葉が返ってきたのです。それも一人ではなく何名も。

2019年末から始まった「新型コロナ感染拡大」は、医療従事者の皆さんに大きな負担と不安だけでなく「キャリアの中断」という、従来経験したことがない事態が発生しました。その結果、一時的にモチベーションが落ちるだけでなく、退職に至った方も多くいました。この傾向は感染拡大の終了と同時に終わることはないと考えます。むしろ感染拡大終了後こそ問題になると考えます。感染拡大防止という共通の目的がなくなった時こそ、医療従事者同士、患者との間で価値観の相違が鮮明に表れることにより、新たな問題が発生してくると考えます。

感染拡大終了後に新たに目標を設定し、その目標を明確に掲げてその目標に向かい、イキイキ楽しく働くことのできる職場をつくらなければなりません。そのためには、医療従事者同士、対患者とのコミュニケーションの円滑化が重要になってくるのです。

リーダーの役割は、部下に看護業務の技術を教えるだけではありません。人事管理や情報管理といった新たな業務をこなさなければなりません。

部下にどうすれば高いモチベーションを持たせることができるか。どうすれば、その方向づけを行うことができるか。これまでの業務の中ではまだ習得できていない新しいスキルを身につけなければなりません。

本書は、看護主任、新人リーダー、管理職としての役割を担う看護師が、互いに尊重し合いながら、良きチームワークをつくるためのコミュニケーション・スキルを説明したものです。従来は患者さんとのコミュニケーションばかりがクローズアップされていましたが、本書では主に職員同士のコミュニケーションを取りあげています。

多くの事例を紹介しながら、具体的に説明することを心がけましたので、あなたが職場で問題に直面した時に思い出して、活用していただきたいと思います。

あなたとあなたのスタッフが、笑顔で働けるような環境をつくるために、そして、患者さんの素晴らしい笑顔を見ることができるように、本書が役にたつことがあれば幸いです。

看護主任・リーダーのための
コーチングスキル入門
もくじ

第1章 医療機関がコミュニケーション能力を必要としている理由

第2章 相手を認め 自分を伝える アサーティブ・コミュニケーション

第3章 相手の心にフィットするコミュニケーション・スタイルをさぐる

第4章　部下の能力を開花させるコーチングの技術

第5章 コーチングを成功させる！ 相手の話を聞く技術

第6章

コーチングを成功させる！自分の考えを伝える技術

第7章 リーダーに求められる部下への注意の仕方

第8章

コーチングスキルを磨く「対話の技術」事例集

第1章

医療機関がコミュニケーション能力を必要としている理由

1 医療現場におけるコミュニケーションの基本形

——対患者、医療従事者間における日常的なやりとり

医療の進化、医療をとりまく状況の変転に応じて、私たちはよりいっそう、コミュニケーション能力の必要性に気づかされることになっています。今ほど、医療機関におけるコミュニケーションの充足が求められている時代はありません。

なぜなら、職員同士に良好なコミュニケーションが成立して初めて、患者さんに対する的確な治療や看護ができるからです。

医療現場においては、ひとりの患者さんに対し、何人もの医療従事者が関わっています。ひとりの患者さんと直接対面する職員は限られているかもしれませんが、背後では、その何倍もの人たちが協力し合ってこそ、患者さんを満足させる治療が可能になるのです。

さて、そもそも医療機関において、職員がコミュニケーションをとる相手とは誰でしょうか。その日常的な場面を想像してみることから始めましょう。

① 患者さんと職員のコミュニケーション

まずは、もちろん患者さんとのコミュニケーションです。

医療従事者に必要なコミュニケーション

方　向	必要な能力
患者↔職員	**情報発信能力**（患者の疾病の内容をとらえ、現状を説明する能力） （疾病内容に応じた治療方法や、方針を説明し、患者に選択できる情報を提供する能力） **情報受信能力**（患者の主張を聞き、理解する能力）
職員同士	**情報発信能力**（患者の容体を客観的に伝える能力） **情報共有能力**（患者情報を、チームで共有する能力） **ティーチング能力**（経験不足の職員に指導する能力） **コーチング能力**（目標達成のために職員の能力を管理する能力） **聞き取り能力**（言われたことを的確に理解し、質問する能力）
院　全　体	**院内方針の徹底**（病院理念、方針の徹底、職員の業務分掌の明示） **情報共有の仕組み**（電子カルテ、業務の標準化、用語の統一、各種業務マニュアルの作成）

この場合、職員は患者さんに対し、たとえば疾病であればその治療方法の情報、さらに、治療法の選択肢とその結果、リスクや安全性を総合的に明示する必要があります。

そのうえで、患者さんの主張を良く聞き、その内容を的確に判断して、患者さんが望む治療が可能かどうかを伝えなければなりません。

②医療従事者間のコミュニケーション

次に想定されるのは、職員同士、病院で一緒に働いている医療従事者間のコミュニケーションです。

看護師は、医師から患者さんの情報を聞き取り、指示通りの看護を行い、患者さんの情報や要望を的確に医師に伝えなければなりません。

あるいは病棟で、交代看護師に対する申し送り事項等の情報を、スムーズかつ正確に流すことが求められています。

以上の基本的なコミュニケーションがあって初めて、医療の現場は成り立っているのです。

患者と医療従事者の関係の変化

―医療従事者に必要不可欠となった「説明能力」

かつて、医師や看護師は、疾病に対する絶対の知識と経験を持っていました。それらの知識や経験にそって、医療従事者は患者に一方的に治療を施し、その治療が患者に与えられる、という関係でした。医師や看護師が患者を管理し、治療や看護を供与する。つまり、「上下の関係」だったのです。

ところが最近はその関係にも変化が見られます。

患者と医師、看護師は、あくまでお互いが「対等の立場」です。対等な立場において、医療行為や看護行為を提供する側・提供される側という関係に変ったのです。

「対等」な関係とは、たとえば次のように表現できるでしょう。

①医療従事者は、患者の疾病に対する情報を提供する

②患者はその情報を元に、自分の治療方法について決定する

③医療従事者は、患者の決定に基づいて、治療を実行する

求められる「説明能力」

ただ、実際にはどうでしょうか？　確かに、医療従事者と患者は対等の関係であり、決定権は後者にあります。しかし、医療はあくまで専門性の高い分野であり、患者が医師と同等の知識を持つことは実際不可能です。

患者さんにはあらゆるレベルの人がいます。インターネットや書籍で、自分の疾病について熱心に研究している人もいれば、「すべてお任せ」という考えの人まで、それこそ100人に100のレベルがあると言っても過言ではありません。

そこで医療従事者に求められるのは、高いレベルの治療技術や看護技術だけではなく、患者さんそれぞれのレベルに合わせた「説明能力」です。

患者さんのレベルを把握し、情報を提供する。その提供方法も、患者が理解しやすいものでなければなりません。理解してもらったそのうえで、患者が望んでいる治療を行う。そのための説明能力が求められているのです。

つまり、疾病を治療するというだけでは、その義務の半分しか果たしていないのです。ビジネスパーソンとしての側面も求められている、ということなのです。

3 医療従事者同士の関係の変化

―医療現場における、もっとも大きなコミュニケーションの壁

本書をお読みになる方は、部下を育てる立場であるとともに、病院経営についても自らの問題としてとらえている立場にあるのではないでしょうか。とするならば、今私たちがもっとも考えなければならないコミュニケーションの問題は、患者さんとの関係にとどまりません。

医療が進化し、医療現場が変化する中で、どこまで院内のコミュニケーションを有効に機能させ得るかが問われているのです。

これは、職員個々人、リーダーがひとりで解決できるような問題ではなく、病院全体に問われている、まさに構造的な問題でしょう。

というのも、従来、医師や看護師はまとまりを持った、ひとつの独立した単位として動くことができました。医師が中心で、医師の指示により、各職種の職員が動いていたのです。

言い換えれば、かつては職員が医師を中心にして動いていさえすれば、問題が発生することは少ない時代だったのです。

専門家集団の縦割り組織化

ところが診療科が細分化され、医療従事者にはますます専門的な能力が求められるようになりました。先端機器が次々と導入され、各スタッフの専門技術はひときわ高度なものとなりました。

その結果、それぞれがある程度独立して存在する組織へと変化してきたのです。つまり、専門化集団の縦割り組織が完成したのです。医療従事者一人ひとりの守備範囲ということで考えれば、それは「深く」、と同時に「狭く」なったわけです。

となると、たとえばパート間の伝達ミス、あるいはパート内でのミスにも誰も気づかない、といった事故が起こる可能性が出てきました。患者さんに対して十分な治療を行い、患者満足度を向上させるために、ミスを起こさない、ミスに気づく組織づくりができるかどうかが今、問われているのです。

そのためには、病院全体として、このコミュニケーションを疎外する要因に取り組む必要があります。

患者さんの情報を院内でどうやって共有していくか。担当者のメッセージを受けとめるべき職員が、的確にそれを把握できるようなルールづくりが必要不可欠になっています。

職種間コミュニケーションのルールづくりを

具体的に考えてみましょう。

たとえば、患者の容体に関する責任者は主治医です。しかし今は、それぞれのメディカルスタッフが、独立した組織の一員として患者に対応するようになりました。先に述べた通り、診療は細分化、専門化されています。また、組織が巨大化すればするほど、患者の情報が共有しにくくなるのは当然です。

そこで、同一病院としての整合性がとれていないような事態が、多くの医療現場で発生する可能性があります。医師と看護師の言うことが違う、というようなことがあれば、病院としての信頼性を疑われることにもなりかねません。

電子カルテも情報共有の一手段です。また、治療の責任者としての主治医と、患者の情報管理者としての責任者の分離を検討すべきかもしれません。

ともかく、今、もっとも大切なのが、職種間での患者の情報の共有です。

病院全体で、医師や看護師に整合性を持たせるよう努力しなければならなくなったというわけです。つまり、職種間コミュニケーションが円滑に行われるような仕組みをつくらなければ、患者の満足も職員の満足も保証できない事態になってきています。

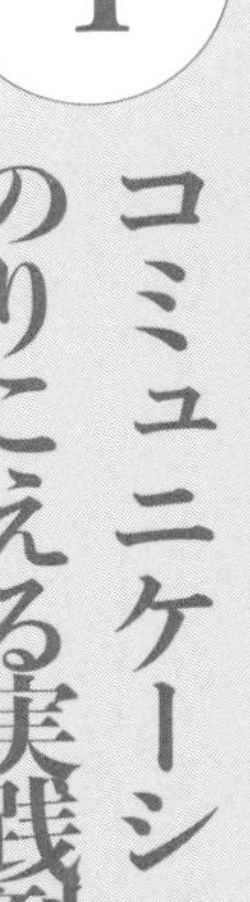

4 コミュニケーションの壁をのりこえる実践例

―医師、看護師の情報交換の課題

一般の企業は製造ならば製造部で業務は完結します。しかし、医療機関は、医師、看護師、すべてのメディカルスタッフ、事務……それぞれがそれぞれの仕事をするだけでは目的は達成できません。

にもかかわらず、医療機関は縦割りの組織で成り立っていることはすでに述べた通りです。医療機関において円滑なコミュニケーションを成立させるためには、一般企業とは違う、このような「特殊性」を自覚したうえで、どのようなコミュニケーション手段が求められているかを考えなければなりません。患者さんは、それぞれの組織を行き来しながら、目的を達成しようとしているのです。

スタッフ間における情報交換の課題について、より実践的に考察してみましょう。

① 医師同士の情報交換

「後医は名医」という言葉があります。患者は不安になり、他の病院に行って診察された場合、また同じ病院でも他の科で診察を受けた時、「どうしてこんな診断をしたのでしょうね」という話をされた患者の話をよく聞きます。

その場合必ずと言っていいくらい、前に診療した医師と患者はトラブルになります。

その他、申し送りの不備やカルテの未記載による齟齬はあってはならないことですが、万一前に診療した医師との違いが疑われる場合、あとから診察する医師は、前の医師に確認するようなルールをつくるべきと考えます。

その結果を患者に話すことが、医師同士の関係はもちろん患者との関係も良好になると考えます。

②医師と看護師の情報交換

この両者の情報の円滑化が、医療機関のコミュニケーションの中でもっとも大切だということは言うまでもありません。たとえば、「質問しやすい医師とそうでない医師がいる」「いろいろ依頼すると機嫌の悪くなる医師がいるから、そのような医師にはぎりぎりまで依頼しない」などと、両者のコミュニケーションの悪さを医師のせいにする看護師の声をよく耳にします。

しかし実際にそうでしょうか？　事実そのような医師もいるでしょう。しかし、自分が依頼する際の態度を、もう一度見直してみてください。

相手を思いやっていますか？

コミュニケーションしやすい雰囲気をつくっていますか？

この2点を自問して欲しいのです。

看護師にとっても、医師は顧客です。もちろん医師にとっても看護師は顧客です。お互いが共鳴し合わなければなりません。もし片方が「いやだ」と思う時、それはもう一方にも同じ気持ちを起こさせるものです。ですから、まず相手を思いやる。その気持ちを持ってください。

もちろん、あまりにも聞く姿勢を持たない医師、指示を忘れる看護師に対しては、遠慮なく指摘し合わなければなりません（顧客教育も大切な役目ですから）。オフィシャルの場で徹底的に議論し、お互いが納得して、その議論を引きずらずに業務ができる雰囲気づくりが理想でしょう。


医師がどのようなことを考えて患者さんと接しているのかを知るために。そして患者さんが、自分が受けている治療をどのように考えているかを医師に伝える場にもなるからです。

実際に、病棟の看護師長が中心になって患者さんの情報を総合的に収集し、それを医師に伝えることで、情報を円滑にやりとりしている病院が増加しています。

医師は高度な治療を行う技術者であり、医師のモチベーションは治療行為にあります。的確で安全な治療を行うためには、看護師による患者さんの正確な情報が必要です。患者さんが自分が受けている治療をどのように考えているかを知り、状況を把握することができるのは看護師なのです。だからこそ、患者第一の治療を行うために、看護師が中心になって病棟を運営する病院が増えているのです。

実際に患者さんと接している時間で言えば、医師のそれよりも看護師のそれは圧倒的に長く、また患者さんも看護師に相談をする機会が多いのです。

③看護師同士の情報交換

看護師には、患者さんのあらゆる情報が入ります。複数の患者さんからの依頼、要望に応えながら、看護師は刻々と入ってくる情報に対応しなければなりません。病棟の入院患者の場合、対応は24時間です。

その際の申し送り事項が不確かで、方法が確立していなければ、大きな事故につながる可能性すらあるでしょう。そのための申し送りの報告書として、「問題指向型記録」(POS：Problem Oriented System)や「フォーカスチャーティング」などが工夫されています。

しかし患者情報のもれは、その記入の前に、すでに発生してしまうという現実があるのです。患者さんからの要望、医師からの指示等、タイムリーな覚え書をする時に活躍するのが、いわゆる「手メモ」です。みなさんも経験があるのではないでしょうか。メモ用紙ではなく、左手(利き手が左の場合は右手)の甲にメモをとっているのです。

便利な記録の手段でしょうが、この習慣は止めるべきです。たとえばメモした事項について、処置が終わればメモは消されるでしょう。転記しない限りどこにも残りません。「手メモ」をすぐに転記すれば良いのですが、忙しくなればそれも忘れてしまいます。時間が経てば読みにくくなり、消えることもあります。この記録方法はリスクが高すぎます。

最近は、電子カルテ、院内ＬＡＮの設備がある病院では端末機に入力する場合もありますが、まだそれほど普及しているとは言えません。

そこで私がお勧めしているのは、「ポスト・イット」の利用です。３色のポスト・イットを携行し、たとえば看護や治療に関することはピンク、食事や生活に関することはイエロー、その他をブルーという風に統一します。

そして、メモをしたポスト・イットを、看護記録や、連絡ボードにどんどん貼っていきます。これなら転記する手間もありません。処理と未処理、既連絡と未連絡、確認済みと未確認、記録に残す必要のあるもの、必要のないもの等を分別整理して、誰が見てもどのような状況にあるかがわかるようにしておくわけです。つまり情報を可視化するのです

多くの病院ではすでにこのような取り組みをされていると思いますが、できるだけシンプルかつストレートに、そしてわかりやすく、ということを前提に仕組みをつくるべきでしょう。

24時間、刻々と状況の変わる患者さんを継続的に看護するわけですから、ポスト・イットの使用は一例ですが、情報伝達にはさまざまな方法を駆使しなければなりません。

医療従事者の多様化がもたらしたもの

―〝あ・うん〟の呼吸が成り立たない労働環境

以前は、あるひとつの企業には、同じような教育レベルと、同じような考え方を持った人が就職して、定年まで働き続ける。そんな雇用形態が可能であったかもしれません。

しかし、現在は、企業内でも今まででは考えられなかったほど多様な立場の人たちが働いています。雇用形態からいっても、正社員、契約社員、派遣社員。さらには、外国人労働者といった具合に、経歴、能力、報酬さらに国籍まで違う、まさしく千差万別の人が集まっているのです。その結果、かつては職員間に存在していた〝あ・うん〟の呼吸が通用しなくなってしまいました。

価値観のズレとコミュニケーションの隔絶

医療機関のスタッフは、一般の企業と違い、入職する前には必ず各専門の分野の学校を卒業していています。ですから、一般企業とくらべれば、ある程度共通の価値観を持っていると言えるかもしれません。

しかし、医療機関においても、企業と同様の問題が起こるようになっています。とくに組織が大きくなればなるほど、その傾向は顕著です。専門家集団であるがゆえの組織間伝達の困難性についてはすでにふれましたが、世代、雇用形態の違いなど、さまざまなズレに起因するコミュニケーションの隔絶という問題が噴出しています。

コミュニケーション・ツールとしての「マニュアル」の意味

たとえば、あなたが「医療従事者としてふさわしい服装をしましょう」というスローガンを立てたとしましょう。それだけですべての職員が同じ意識を持つことがあり得るでしょうか？

もちろん不可能だと思います。

まず、医師と看護師とは、意識が違います。医師はどちらかと言えば技術者としての意識が強く、服装は二の次と考えている人が多いのではないでしょうか？　看護師は制服を着ていますが、髪の毛の長さや色、その他細部ではかなりの差異を見出すことができます。他の職種の人も、やはり看護師と同じことが言えるでしょう。

ましてや、近い将来、外国人の看護師や介護士を受け入れる病院が増加します。彼ら、彼女らの価値観は、私たちとはまったく違うと考えてください。

そのためにも「コミュニケーション・ツール」としてのマニュアルの整備が必要になります。現場では、「マニュアルなんて」といった言葉をよく聞きますが、多種多様な人びとがひとつの職場で働かなければならない以上、病院の理念と、患者さんに対する共通した取り組みを実現させるためのツールが必要なのです。

円滑な院内コミュニケーションによるメリットとは

──患者満足度と職員満足度をともに上げるために

以上のような背景の中で、コミュニケーションを円滑にするためにはどうすればいいでしょうか?

まずはお互いの職種がリスペクトし合っていることが前提です。しかし、いまだに医師が中心で、他の職種よりも一段高く扱う医療機関が多いようです。

確かに、治療というプロジェクトを遂行する時、医師はそのリーダーたる役割を持ちます。医師は、プロジェクトリーダーです。しかし、それはその「プロジェクト」が存在する限りのリーダーであって、それ以外のすべてのリーダーではないということです。

医師の「甘え」が院内コミュニケーションを滞らせる

たとえば「患者応対研修」への医師の参加率は極端に低いものです。医師が率先して参加している病院ほど、患者応対スキルが高く、患者満足度が極めて高いことは明らかです。

看護師が患者応対をすべて任されている病院では、おそらく看護師の業務が膨れ上がっているはずです。看護管理者のみなさんには、ぜひ医師に患者応対研修に参加することを勧めていただきたいと思います。それが看護師のストレスを減らし、看護師を守ることになるからです。

医師に患者満足度向上のための接遇委員会や研修に参加してもらわなければならない理由

ひょっとすると療養型、回復期病院で勤務する多くの医師は、自分の仕事の変化に戸惑っているのかもしれません。

誤解を恐れずに言わせていただくと、高齢化で最も大きく変わったのは医師の業務ではないでしょうか。

もちろん治療して患者を治癒させるという目的はあるものの、その割合が低くなっているような気がします。

そこで何をすればよいのか実際わからない方がいるのではないかと思います。ただ、なかなか認めたくない人も多いと思います。

私がコンサルタントをしている病院では、最初に医師と他職種のコミュニケーション齟齬と思われる事象を挙げていただきます。そのことをご存じのない方や、それは看護師の仕事でしょと思われている人の割合が多いことに驚きました。

そしてその結果を見て一番驚かれるのが、医師であることもわかりました。まず事実を知らせることからスタートしましょう。

何か問題が起きれば、患者さんは決して許してくれません。院内のコミュニケーション不足は、患者安全のためにも、医療従事者の身を守るためにも、のりこえることが必須だと思います。

患者満足度は、職員満足度向上につながるものです。だからこそ、お互いの職種をリスペクトし合い、思いやりながら業務に当たることが必要なのです。

身近な例でコンフリクト（=異なる意見や要求など）を考えましょう《ワーク》

私の職種（看護師）

対象	実際の例	解決	その後、どうなったか?
医師	例）救急で運ばれてきた患者は、担当でないと受け入れを拒否された。		
看護師	例）○病棟の看護師に転棟の要請をしたが、退職者が出たため困難と言われた。		
薬剤師	例）患者からの要望で、飲みにくいのでなんとか別の状態にしてほしいと依頼したが、対応不可と言われた。		
検査技師	例）検査を同性で実施してほしいと依頼したが、シフトの関係で無理と言われた。		
医事課事務	例）退院時の会計を前日に概算でもよいので知らせてほしいと要望したが、退院時に処置の可能性があるので無理と言われた。		
その他			

部内のチームワークが良好（73%）であるが、
他部門とのチームワークは50%（当社従業員満足度調査より）

第2章

相手を認め
自分を伝える
アサーティブ・コミュニケーション

1 なぜ、仲の良い人たちのしぐさは似てくるのか

―あなたの職場では「共通語」が話されていますか？

「コミュニケーションが不足している」「情報の共有ができていない」

これは医療機関だけでなく、一般企業でもよく言われていることです。コミュニケーションが円滑にいかない、ということがどういうことなのか。まずはここで確認しておきましょう。

コミュニケーションの定義から考える

コミュニケーションとは、「複数の人間や動物などが、感情、意思、情報などを受け取りあうこと、あるいは伝えること」です。コミュニケーションによって、受け取られる／伝えられる情報の種類は、感情、意思、思考、知識などさまざまです。その媒体としては、言葉、表情、ジェスチャー、泣き声、分泌物などがあります。

たとえば、犬のおしっこは、自分の縄張りを知らせるというコミュニケーションの手段ですし、ミツバチの「尻ふりダンス」は「この下にお花畑があるから集まれ」というサインです。

以上のように、コミュニケーションを媒介するものは、言葉だけではありません。しぐさやサインもコミュニケーション・ツールのひとつとなります。しかし、その中でも人間だけが持

っているのが、言葉というコミュニケーション・ツールなのです。

「バベルの塔」の教えるもの

言葉であれ、サインであれ、コミュニケーションには、双方が理解可能な方法が必要です。

旧約聖書にある「バベルの塔」の話は、人間の傲慢さをたしなめたものですが、共通のコミュニケーション・ツールの重要性を明らかにしているという点で非常に興味深いものです。

かつて人間は同じ言葉を使っていたのですが、神が人間の傲慢さに怒り、言葉を各地域ごとに変えてしまった結果、人びとは混乱し、バベルの塔は崩れ去りました。天に届く塔を、煉瓦とアスファルトでつくる——というように、目的も手段も明確であったにもかかわらず、人びとは建設を断念しなければならなかったのです。つまり神は、共通の言語という記号をなくすことで、人びとの意思疎通をなくし、その結果、世紀の大事業を断念させたのです。

コミュニケーションは、共通認識された記号や信号を介してとられるものです。たとえ明確な目的があったとしても、グループ共通の記号や信号がなければ、その目的の達成は困難になります。

職員の誰もが理解できる「共通語」の確立を

ここで、医療現場における業務全般のことを考えてみましょう。

言葉はコミュニケーション・ツールのひとつに過ぎませんが、ともかく、みなさんがまず認識しなければならないのは「言葉」の問題です。

私たちは、日本語という共通の言語によって意思疎通をしています。しかし、同じ言葉を発したとしても、相手は必ずしもそれを理解しているとは限りません。人によって理解力は違います。あなたが相手にどのように思われているかによっても、その受けとめ方は変わります。

相手が理解しているように思えても、それは錯覚かもしれません。患者さんに、あるいは部下に対して、「理解できないほうがおかしい」という考え方を持っているならそれはただすべきです。そうではなく「理解してもらうには」ととらえ直すべきなのです。

たとえば、どのような時に患者対応が悪くなるのか、職員同士で軋轢が発生するかを想起してみてください。

患者さんにいろいろな人がいるのはもちろんのこと、前述のように職員の価値観の幅も相当広くなっています。価値観の違った人たちとともに仕事をしなければならない局面が通常化しているのです。考え方の差の存在を前提に、業務を進めなければならないのです。

そうであるならばなおさら、「共通語」が必要ではないでしょうか。あなたの職場では「共通語」が話されているでしょうか?

たとえば、良好闊達なコミュニケーションをとっている人たちを観察してみてください。しぐさやふるまいを含めて、とても良く似ていることに気づくはずです。良好なコミュニケーションの構築は、「共通語」の確立から始まります。

2 良好なコミュニケーションの「条件」をそろえる

―関係構築のスタート地点はどこにあるのか？

「良好なコミュニケーション」とはいったいどんな関係を指すと思いますか。
コミュニケーションは、情報を発信する側と受信する側の双方がそろって初めて成立するものです。そのためには発信サイドがより適切な発信行動をとることが必要です。他者に情報を発信するだけでは意味がありません。受信サイドが発信サイドのシグナルに注意を向け、情報をたんに受信するだけでなく、的確に理解できるかどうかが重要なポイントになります。
つまり、他者から受け取った情報によって、相手の心の状態を理解したり、共感したりすることがそこに含まれる、ということを認識しなければなりません。

あなたはどちらを望みますか？

たとえば、あなたがとても落ち込んでいて、泣きたい気持ちを我慢している状態を想像してください。あなたは静かな場所にひとり座っています。
そこへ――

《タイプA》

友人Aさんが近づいてきます。

「どうしたんだい。何を落ち込んでいるんだ？　いちいち落ち込んでいたら生きてはいけないぞ。人生いろいろあるからな。ハハハ」

明るく元気なAさんは、笑顔で言いながら背中をポンと叩きました。

《タイプB》

友人Bさんが近づいてきます。

「どうしたの？　泣きそうな顔しているじゃない。もしよければ何があったのか、話してもらえない？」

ひとりで悩んでいるあなたに気づいたBさんから、静かに、優しく言われました。

あなたはどう感じるでしょうか？　AさんもBさんもあなたの友人で、あなたに対して悪気はありません。むしろあなたを元気づけたいと、善意で考えている人たちです。

しかし、あなたが2人に持つ感情はおそらくまったく違うものではないでしょうか？

AさんやBさんの人柄や、あなたが抱いている感情によってもそれは変わってくるでしょうが、結論から言えば、やはりタイプAよりBの対応を望む人のほうが多いでしょう。

なぜでしょうか？

Aタイプの人の場合、「放っておいてくれよ。あんたには関係がない」と感じませんか？感じるだけでなく、実際に声を荒げてしまうかもしれません。Bタイプの人には、「ああ、大変なことがあってね。実は……」と心を開く可能性もあります。

つまり、話しかけ方によって、相手の受ける印象はまったく違ったものになるのです。

良好なコミュニケーションが成立する前提条件

看護師のみなさんにも、こうした経験はありませんか？

看護師であるならば、患者さんのことを思うからこそ、意を尽くして説明し、看護をします。しかし、患者さんによっては「説明の方法が悪い」とか「不親切だ」と感じる人もいます。長年この仕事に携わっていれば、誰しも直接苦情を言われたり、投書されたりした経験があるでしょう。患者さんからクレームがついたとしても、患者さんのことを思ってしたことです。苦情が出ること自体ショックなことかもしれません。

それでも、事実として、あなたの患者さんへの思いは患者さんには受け入れられず、むしろ患者さんは怒り、心を閉ざしてしまう。そんなことが起こり得るのです。

あなたとその患者さんは、良好なコミュニケーションをとることができなかった。患者さんは、あなたから気分を害されたという事実だけが残るのです。

ここからあなたは何を汲み取るべきでしょうか？　それは、コミュニケーションは相手に受け入れてもらえなければ成立しないという、非常に単純な事実だと思います。

3 信頼をかちとる「第一印象」と「立ち居振る舞い」

―あなたが相手に受け入れられるための4つの条件①

患者さんは、医師や看護師としてのあなたと接しています。

当然のことながら、あなたが医師や看護師として優秀であればあるほど、信頼感を持てる応対をすればするほど、患者さんはあなたを受け入れるでしょう。そうであれば、良好な関係が構築できることは言うまでもありません。

しかし患者さんは、最初からあなたが優秀な医療従事者かどうか、信頼できる応対をしてくれるかどうかはわかりません。患者さんは、それをどんなことから感じとるものなのでしょうか?

「第一印象」という非言語要素

それは、あなたの「第一印象」からなのです。

コミュニケーションは、言葉だけで成り立つものではありません。確かに言葉は重要ですが、それは人間の表現要素のひとつにすぎない、ということをまず理解してください。

アルバート・メラビアンという心理学者によれば、

人が他の人とコミュニケートした時に与える印象

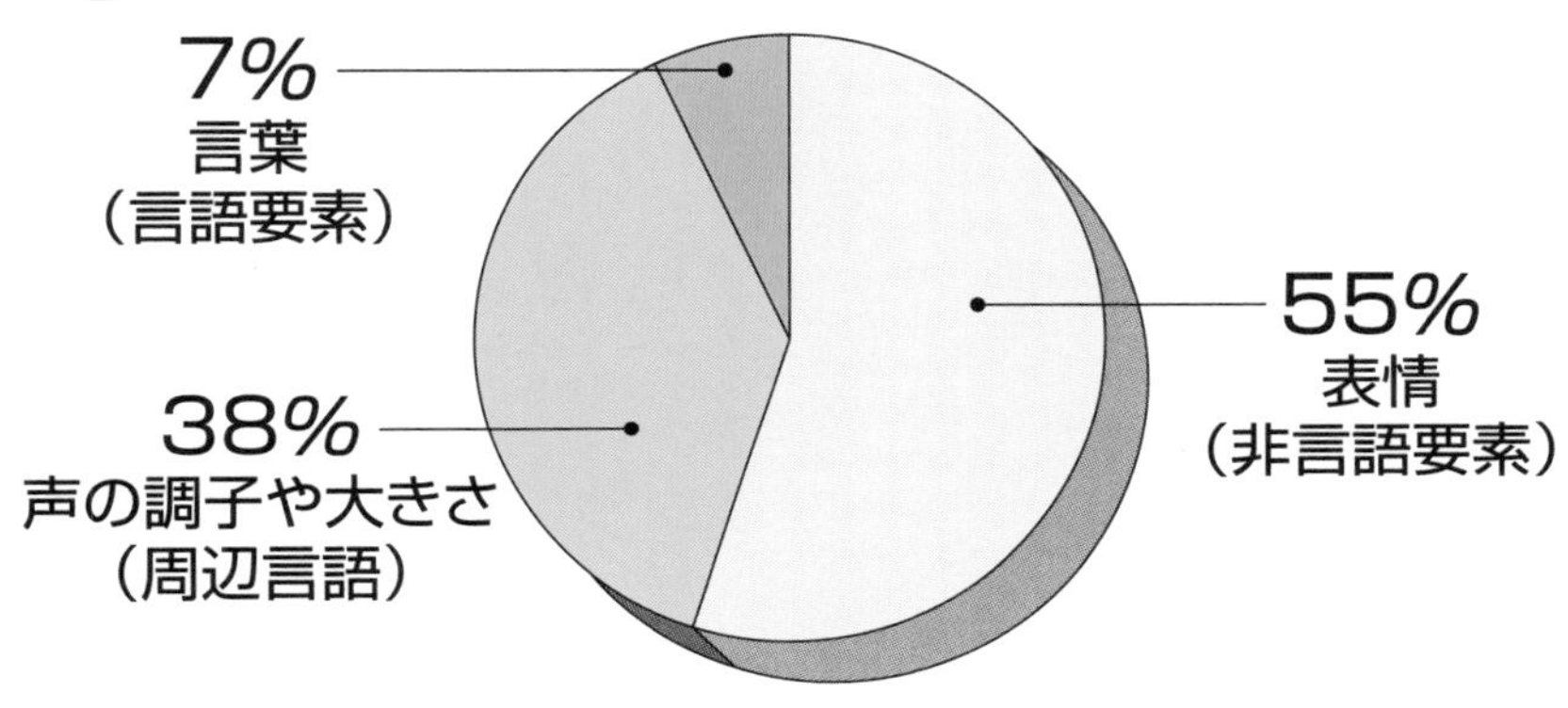

＊アルバート・メラビアン（心理学者）説による

「人が他の人とコミュニケートした時に与える印象のうち、55パーセントは表情（非言語要素）によって、38パーセントは声の調子や大きさ（周辺言語）によって決定される。言葉そのもの（言語要素）によって決定される割合は、わずか7パーセントにすぎない」

とのことです。

目から入る情報は、表情だけではありません。他にどのようなものがあるか、考えてみてください。その人の態度や服装など、外見に関わるものすべてが、非言語要素として大きな影響力を持ちます。

先に、しぐさやサインといった非言語要素を例にあげましたが、コミュニケートする、ということは、表情、態度、服装など、さらに感情などを含めた非言語要素によっても伝え合うということです。

あなたが相手に伝えれば、相手はその影響を受け、さまざまに反応し、今度はあなたに情報を返してきます。

このようなことをお互いに繰り返すことによって初めて、コミュニケーションが「成立した」と言えるのです。

信頼関係を保証する共通目的の自覚

非言語要素ということで言えば、これはもちろん患者さんとあなたとの関係に限られたことではありません。職員同士の関係構築のうえでもまったく同じことが言えるでしょう。

職員同士、互いに受け入れ合うためには何が必要でしょうか？

まず、職員は遊び仲間ではないことは言うまでもありません。仕事という、生活の糧を稼ぐ目的で集まっていますから、その目的に外れた行動や言動をあなたがしていれば、当然仲間とのコミュニケーションは上手くいきません。

あなたがどんなに弁が立とうとも、文才があろうとも――つまり言葉を扱うことに長けていたとしても信頼関係は保証されるものではありません。

あなたが、職場の仲間として目的を共有しているかどうか。その実現に向けた態度が、信頼に足るものかどうかが、判断の基準になります。医療現場の仕事をともに支えるパートナーとして、互いに適切な態度、言わば「立ち居振る舞い」ができて初めて、職員同士のコミュニケーションを良好に開始することができるのです。

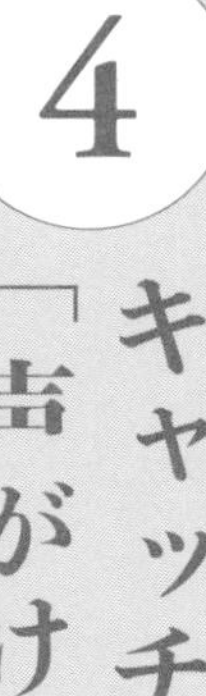

キャッチボールできる関係をつくる「声がけ」の手法

―あなたが相手に受け入れられるための４つの条件②

いくらあなたが話しかけても、相手にきちんと聞く姿勢がなければ、コミュニケーションは成り立ちません。

わかりやすく言えば、会話は一方通行ではなく、キャッチボールです。

キャッチボールは、投げる側がボールを相手の取りやすいところに投げ、受ける側がミットを相手に向ける姿勢ができた時に成り立つものです。

相手の状態を気にかければ、「ミット」が自分に向く

医療従事者のみなさんがおしなべて忙しく、暇な時間などない、ということは承知のうえです。読者のあなたも、職場ではたえず何かをしていなければならないような状態であるに違いありません。

たとえば、あなたが時間に追われ、いっさい手を離せないような時、別の職員からいくら話しかけられても、「この忙しい時に……」あるいは「今、別の事をしているのに……」と煩わしく思うはずです。

逆に、あなたが話しかけた立場ならば、「なぜ、この人は私の話を真剣に聞いてくれないのか？」と不満に思うかもしれません。

つまり、相手に話を聞く気がなければ、話をするだけ無駄だということです。相手の「ミット」を自分に向けさせるように促すための行為が必要なのです。それは何も特別なことではありません。

たとえば、こうしたさりげない「声がけ」で良いのです。

「Aさん、今時間ありますか？　少しお話があるのですが」

「すみません、今ちょっと手が離せないのですが。急ぎですか？」

ここで、Aさんの状況がわかります。後はあなたの用件次第です。緊急であれば、

「忙しいところ大変申し訳ありませんが、緊急の用があります。5分だけいいかしら……」と切り出すことにします。

緊急でなければ「いつ頃ならいいですか？」とAさんの都合を優先します。

Aさんがたとえ暇そうに見えても同じことです。あまりにも常識的なことに思えるかも知れませんが、相手を気づかうことなしに、キャッチボールをすることはできない、という事実を常に自覚しておくべきでしょう。それができて初めて、ミットはあなたのほうを向くのです。

5 会話の「目的」をはっきりさせる

―あなたが相手に受け入れられるための4つの条件③

あなたが患者さんや職員に話しかける時、何らかの目的があるはずです。しかし、あなたが何のために話しかけてきたかが相手に伝わらなければ、会話は成立することはありません。なぜなら、相手は聞く気持ちを持つことができないからです。

あなたは何を欲しているのか。何のために、何を目的としてあなたは話しかけ、話しかけたのか。それを理解してもらうことが、あなたの仕事なのです。

もしあなたが明確な目的を設定して相手に話しかけているなら、たとえ相手の反応が自分の予想とまったく異なっていたとしても、次の2つの効果を得ることができます。

① 自分の目的について、あくまで冷静に判断を下すことができる

② 同じやり方にこだわらず、別の方法を選択する柔軟性を持つことができる

「目的」がない会話が事態を悪化させる

たとえば、あなたに高校1年の娘がいたとします。彼女に対して、家では門限を午後8時と決めていました。しかしある日高校のパーティがあるので、帰りが午後10時近くになると娘から言われました。あなたは母親としてどう対応しますか？

娘　「来週の金曜日は高校のパーティーがあって、帰りが10時頃になるよ」
母親　「だめよ。お父さんが許すわけないでしょ」
娘　「お父さんはだめって言うのわかってるもん。頭固いもの」
母親　「じゃあ、お父さんがよければね」

その後、おそらく娘と父親の交渉は決裂するでしょう。娘が予定を強行するか、しぶしぶ参加をあきらめるか。この二者択一になるのではないでしょうか？　そしてますます父と娘の距離は広がっていく、という悪い結果となります。考えてみてください。母親はどこで対応をまちがったのでしょうか？

まず「お父さんが……」と言った段階で、自分の判断と責任を放棄しています。責任を放棄した人に対してはたとえ相手がだれであっても、まともに話さないでしょう。この場合なぜ父親が夜遅く帰ってはいけないと考えているのか？　を伝え、そして「娘の気持ち」を理解することから始めなければなりません。そして最後は「お母さんはこのように思うんだけど、あなたはどう思う？」と聞かなければ問題は解決しません。

6 より優れたコミュニケーターになるためのアサーティブ
―あなたが相手に受け入れられるための4つの条件④

同じ言語を使い、同じことを伝えているにもかかわらず、ある人の言うことは理解され、別の人の言うことは理解されない。たとえば日本語という共通のコミュニケーション・ツールを持っていたとしても、コミュニケーションが上手くとれる人とそうでない人がいます。

そんな現象が起こるのはなぜでしょうか。

あなたが良いコミュニケーターになるためには、まず自分自身がどのようなコミュニケーション・スタイルを持っているかを知らなければなりません。スタイルを知ることで、自分の長所と短所を自覚することが可能になります。長所と短所を意識することにより、自分のコミュニケーション・スタイルを変えていくこともできるのです。

攻撃的でも、受け身でもないコミュニケーションを求めて

しかし、自分のコミュニケーション・スタイルとは？　と漠然と考えてみても答えは出ません。何らかの分類、基準が必要でしょう。そこで、アメリカの心理学者たちによって提唱された「3つのタイプ」を紹介したいと思います。

①アグレッシブ（攻撃的）コミュニケーション

「私はＯＫである。あなたがＯＫでない」――周囲と違っていても自分の意見はこうであると言える人です。比較的大きな声で発言することが多いでしょう。このスタイルの人は、常々「私の言うことが正しい。わからない人がおかしい」と思っています。「おれについて来い」という一見親分肌の人がこのタイプです。仕事の中ではリーダーとして力を発揮する反面、周囲からは煙たがられる傾向もあります。

人の意見を聞くことが苦手ですから、相手の気持ちを考慮せず、不快な思いをさせることも多々あります。威圧的な態度をとらなかったとしても、相手に選択の余地のないような状況で頼みごとをするなど、自分の欲求を押しつけて、相手を操作し、自分の思い通りに動かそうとする態度が見られます。

②ノンアサーティブ（受身的・非主張的）コミュニケーション

「私はＯＫではない。あなたはＯＫである」――このスタイルの人は、自分の内面をあまり表現しません。自己主張が苦手です。

他人を尊重する傾向があり、自分と一緒にいて「良い時間を過ごせた」と思って欲しいと考えています。自分の感情は押し殺して、相手に合わせる――たとえば、同僚に気のりのしない用事を頼まれても、断れずに引き受けてしまうのです。しかし、これは相手を配慮しているよ

3つのコミュニケーションスタイル

アサーティブ

- 双方向的コミュニケーション
- お互いの接点を求めようとする
- 落としどころを明確にしている

アグレッシブ

- 一方的に自分の考えを押し付ける
- 指示命令型
- 「おれについて来い」タイプのリーダーに多い

ノンアサーティブ

- 消極的なタイプで、自己の考えをあまり言わない
- 指示待ち型で自分は我慢していると思っている
- 突然バーンアウトする可能性がある

うにも見えますが、自分の気持ちに素直ではなく、実は相手に対しても素直ではありません。自分の気持ちを抑え続けていると、次第に欲求不満が募り、「人の気も知らないで」という恨みがましい気持ちになってしまいます。

良く言えばやさしくて物静かな人、悪く言えば消極的で多数の意見に流されやすい人です。

③アサーティブ・コミュニケーション

「私はＯＫである。あなたもＯＫである」――このスタイルの人は、自分の気持ちや考えを相手に伝えるが、相手のことも配慮するやり方をとることができる。つまり、自分も相手も大切にできる人です。攻撃的な方法でも、非主張的な方法でもなく、自分の気持ち、考え、信念に対して正直・率直に、また、その場にふさわしい方法で自己表現するのです。相手を攻撃的に打ち負かしたり、非主張的に相手に合わせたりするのではなく、お互いが歩み寄って、最良の妥協点をさぐることができるスタイルの人です。

ここでは、③が理想的であることは言うまでもありません。職場で、あなたはどれだけ「アサーティブ」なコミュニケーションをとっているでしょうか。アサーティブな関係とは何も難しいことではありません。ひと言でいえば、互いにリスペクトし合う関係のことなのです。

相手の主張を認めること。そのうえで自分の考えを伝える。たとえ上司と部下という関係であったとしても、立場にかかわらず、お互いを尊重しながら話し合う態度。それが必要であることは、おわかりになるはずです。

7 アサーティブ・コミュニケーションを身につける
―職場事例における3パターン比較

次の事例に基づき、コミュニケーション・スタイルの考察をしてみましょう。

看護師の遠藤さんは、髪の毛の色がなぜ黒に決められているか疑問を持っています。できれば黄色に染めたいと思っています。彼女はロックバンドのヴォーカリストとしての活動をしており、ライブハウスに出演することがあれば、その時にはかつらを被っているそうです。

彼女に疑問をぶつけられた池田師長さんがあなたの役回りだと考えてお読みください。

アグレッシブ

遠藤看護師　「師長、なぜ髪の色は黒と決まっているのですか?」
池田師長　「規則で決まっているでしょ」
遠藤看護師　「私、黄色に染めたいんですけど、だめですか?」
池田師長　「だめです。接遇委員会で決められた規則があります。黄色なんてもってのほかです」
遠藤看護師　「だめですか。どうして?」

池田師長　「規則で決まっています。従ってもらわなければいけません」

「規則」の存在を繰り返すばかりで、遠藤看護師の疑問はまったく解けていません。

ノンアサーティブ

遠藤看護師　「師長、なぜ髪の色は黒と決まっているのですか?」
池田師長　「そうねぇ。接遇委員会で決まっているから」
遠藤看護師　「私、黄色に染めたいんですけど、だめですか?」
池田師長　「黄色にねぇ……。どうかしら。規則は規則だから」
遠藤看護師　「師長はどう考えていますか?」
池田師長　「私、そうねぇ。髪の色で仕事するわけではないと思うけど……規則があるから」
遠藤看護師　「そうでしょ。髪の色で仕事しているわけではないから。いいですか?」
池田師長　「私はかまわないけど、部長はだめと言うと思うわ……」

師長のあいまいな立場に、遠藤看護師の不満はさらに募るばかりでしょう。

アサーティブ

遠藤看護師　「師長、なぜ髪の色は黒と決まっているのですか?」

池田師長　「黒と決まっている理由ですか？　患者さんにはさまざまな年齢層の人がいらっしゃることがその理由です。私たちは医療従事者です。患者さんが期待する医療従事者のスタイルはかなり保守的なのが実情です。そういった理由から、接遇委員会で決定したのよ。どうかしたの？」

遠藤看護師　「実は私、髪の色を黄色にしたいと思って」

池田師長　「髪の毛を黄色に？　どうして、理由を聞かせて」

遠藤看護師　「実は私、バンドをやっているのです」

池田師長　「遠藤さんはミュージシャンなんだ。すごいね。ところで今まではどうやって演奏していたの？」

遠藤看護師　「本番の時はかつらをしているんです。面倒だし、練習の時もこの髪型ではなかなか雰囲気が出ないから……」

池田師長　「なるほど。確かに面倒だよね。遠藤さんは、看護師という仕事をどう思っているの？」

遠藤看護師　「好きです。できれば長く続けたいと思っています」

池田師長　「ありがとう。遠藤さんの看護師としての仕事もこれからよね。これから後輩の指導もしてもらわなくてはいけないし、患者さんからの評判もなかなかのものよ」

遠藤看護師　「ありがとうございます。師長、別に髪の色が黄色でも看護師としての仕事には

池田師長　関係ないと思うのですが？」

遠藤看護師「確かにあなたの言うことには一理あるわ。だけどさっきも言ったけれど、患者さんにはさまざまな年齢層、地位の方がいらっしゃるでしょ？　だから黄色の髪だと、あなたの人柄や能力とは関係なく、拒絶反応を示す方も多くいると思うの。拒絶されるということは、その方にはきちんとした看護ができなくなるということです。私は、見た目も含めて、看護業務だと考えているの」

池田師長「なるほど」

遠藤看護師「ロックバンドが趣味で、看護師の仕事を続けたいと考えているのなら、今まで通り本番ではかつらを使って欲しいの。あなたの演奏を聞きに来る人は、患者さんの層で言えば一部です。しかし、看護師としてのあなたは、あらゆる層の人に受け入れられる必要があるんです」

池田師長「わかりました。また相談があればのってください」

遠藤看護師「遠藤さんは中堅の看護師の中心的存在なんだから。期待しているわよ」

3つの対応の問題点と評価を解析する

さて、コミュニケーション・スタイルの三対応の例を見てきました。

《アグレッシブ》のケースでは、遠藤さんの主張を理解しようとも、疑問に対する答えを与えようともしていません。

《ノンアサーティブ》なケースでも、おそらく部下からは「頼りない上司」と見下されるような対応に終始しています。遠藤さんの気持ちも害したくない、かといって規則を変える提案をするつもりもない。いわゆる問題先送りタイプです。

《アサーティブ》なケースではどうでしょうか？　お互いが気持ちのキャッチボールをしていることがわかると思います。遠藤さんの事情を聞いて、その気持ちを受け入れたうえで、なぜ髪の毛が黒でなければいけないかを自分の言葉で説明しています。

そして遠藤さんが看護師として続ける意思が強いことを確認して、「今まで通り、本番でかつらをつける」ことを提案しています。この時点で遠藤さんが納得したのかどうかはわかりませんが、看護師の仕事を続けるためには、外見もまた大切であるという師長の話も理解できたはずです。

しかし、誰もが常に《アサーティブ》なコミュニケーション・スタイルをとれるわけではありません。そこには、あなたの置かれた状況、会話のテーマやシチュエーションなど、いろいろな条件が加わります。

自分自身のコミュニケーション・スタイルが、アサーティブなそれとはやはり距離がある。もしそんな自覚を持っているのであれば、キャッチボールを意識することから、あなたなりのコミュニケーション・スタイルをつくっていくことが必要でしょう。

8 なぜ、アサーティブなスタイルをとれないのか？

—コミュニケーション不全の具体的要因をさぐる

アサーティブなスタイルが良いことはわかります。それでも、アサーティブなコミュニケーション・スタイルをとることができないのはなぜでしょうか。

私がいつも説明するのは、次の5つの理由です。相手を認めたうえで、自分の考えを伝えることができないのは、以下の条件がいくつか重なっているからではないでしょうか。

①相手の主張を理解できていない

先ほどの例では、遠藤看護師は髪の色を黄色にしたいという主張を持っていました。「身なりなんて看護業務と関係ない」と考えていることが本当の気持ちです。

その問題を解決の方向に持っていくことができたのは、相手が伝えたいことを良く理解することができたからなのです。

漫然と会話をするのではなく、常に頭の中で、問題を解決の方向に持っていく、という姿勢で相手の主張を聞かなければなりません。そうした聞き方ができていればこそ、問題点が何か、相手がどんな気持ちを抱えているかがわかります。

②あくまで事務的に話すべきだと誤解している

心が動く、感情がわく。これは、人間として大切なことです。仕事のうえでの話なのだから、上司である自分にも部下である相手にも、そんなふうに話をしてはいけない、する必要はないと思っていませんか？

相談を受けた場合、できるだけ客観的に相手の言うことを聞くことは当たり前のことですが、「規則があるから」ではなく、あくまで自分の言葉で熱意を持って話すことが信頼関係につながります。

③「こうすべき」という考え方が強すぎる

規則やルールで決まっていることに抵触するようなテーマで話す時、頭ごなしに「こうすべき」という発想をする傾向がありませんか。

しかし、「こうすべき」だと言われた側は、わかっていてもできない、あるいはしない、という傾向があります。

部下に対して、確かに、どうしてこんなこともわからないのか？　と思うようなこともあるかもしれません。しかし、「こうすべき」では何も伝わりません。「なぜこのようなルールがあるのか」「なぜこうしなければいけないのか」……その理由を、一から説明することが必要なのです。

④コミュニケーションのスキルが身についていない

先の《ノンアサーティブ》な師長さんのケースを思い出してください。ここで池田師長は、自分の考えを話さずに「規則」だからと言っています。

まず相手の主張を良く聞き、その考えを要約して相手に確認することを繰り返す。その中で、自分自身の考えをまとめて、相手に伝えるようにする。これこそ師長さんのとるべき方法であるはずです。

つまり、そのようなコミュニケーション・スキルが身についていないからこそ、自ら話す機会を放棄し、「話さない方向」に会話を持って行ってしまうのです。

⑤相手に関わりたいという気持ちを伝えていない

あなたの態度が、下を向いたり、目を合わせないなど、相手の主張に関わり合いたくないことをあらわすものであれば、信頼感など生まれるはずがありません。相手の目を見て、大きくうなずきながら話を聞くように心がけること。自分の真剣さを相手に見せることが不可欠ではないでしょうか。

第3章

相手の心にフィットするコミュニケーション・スタイルをさぐる

1 「交流分析」による「心の状態」の5分類

―自分を知り、相手を知るために

前章でコミュニケーションのあり方を3つに分類しました。しかしこれは、アサーティブなスタイルを理想として、大まかな傾向についてふれただけです。実際のコミュニケーションは相手のあることであり、相手が話をしている時の気持ちを踏まえることが必要不可欠となります。刻々と変化する相手の気持ちを読み取りながら、自分のコミュニケーション・スタイルを少しずつ変えて対応するわけです。さまざまな性格、コミュニケーション・スタイルの人と接するために、ここで私は「交流分析」という手法の活用をお勧めしたいと思います。

交流分析とはアメリカの精神科医エリック・バーンがつくった分析方法で、TA(Transactional Analysis)とも呼ばれています。

問題解決や自己の成長の手がかりを得るための理論として位置づけられており、その分析方法はシンプルでわかりやすいものですが、かなり奥深いものです。交流分析では、人間の心の状態を5つの状態(「自我状態」と言います)にわけて考えます。自我状態は固定されているものではなく、自分でコントロールすることができますので、それぞれの特徴をつかんで利用すれば、相手に合わせたコミュニケーションをすることが可能となるのです。

人の心の状態を5つに分類して、より有効なコミュニケーションのあり方をさぐる——この分類は完璧なものではないかもしれませんが、あなたがより良好なコミュニケーション・スタイルを身につけるうえで、非常に有効なツールになることはまちがいありません。

ここで、次の見開きにある「コミュニケーション・スタイルを知る分析シート」をぜひごらんください。紹介したのは、交流分析の「エゴグラム」というテストの簡易版ですが、その結果を見ながら、以下、5つの分類の説明を読んでみてください。

①CP（Critical Parent）・批判的な親の自我状態（父親的）

この点数が高い人は、理想を追求する人です。納得のいかないことには抗議し、言うべきことはきちんと言う、という良さを持っています。しかし、融通がきかない、厳しすぎるという評価をされることもあります。

点数が低い場合は、友好的あるいはルーズになりがちと考えられます。

＊キーワード＝「You should...（あなたは……すべきだ）」

②NP（Nurturing Parent）・養育的な親の自我状態（母親的）

この点数が高い人は、思いやりの気持ちが強く、人の気持ちを良く理解することができる人です。相手を助け、やさしい言葉をかけるといった良さを持っていますが、逆におせっかいととられることもあるでしょう。

□17.明朗快活である。
□18.喜怒哀楽を隠さない。
□19.よく笑う。
□20.周りの人から、楽しい人だと言われる。
□21.他人の言動に左右されやすい。
□22.他人に逆らえない。
□23.納得できないことがあっても黙っていることが多い。
□24.人に指図されて行動することが多い。
□25.周りの人から、協調的、協力的だと言われる。

集計方法

下記の設問番号の各々のまとまりごとにチェックの総数を記入してください。

それが、交流分析におけるあなたのCP、NP、A、FC、ACという自我状態のスコアになります。

自我状態	CP	NP	A	FC	AC
設問番号	1～5	6～10	11～15	16～20	21～25
スコア（チェック総数）					

コミュニケーション・スタイルを知る分析シート

スタート！　以下の項目を読み「自分はこの傾向が強い」と思う設問番号の□にチェックを入れてください（いくつでも可）。

なお、チェックする際には、仕事や私生活の両面から普段どのように考え行動していることが多いかという観点でチェックしてください。

□1.自分や周りの人が何をすべきかを、常に考える。
□2.理想を追求する。
□3.納得がいかないことには抗議する。
□4.言うべきことは言う。
□5.周りの人から、ものごとに厳しいと言われることが多い。
□6.思いやりの気持ちが強い。
□7.人の気持ちが良くわかる。
□8.相手を助けることが多い。
□9.人にやさしい言葉をかける。
□10.周りの人から、やさしいと言われる。
□11.論理的である。
□12.物事を客観的に判断する。
□13.論理的な話の展開をする。
□14.事実の確認をする。
□15.周りの人から、理屈っぽいと言われる。
□16.子供っぽいところがある。

一方点数が低い場合は、閉鎖的あるいは人のことに無関心だと評価されます。

＊キーワード＝「You may…（あなたは……してもよい）」

③Ａ（Adult）・大人の自我状態

この点数が高い人は、論理的思考力を持ち、物事を客観的に判断することができる人です。事実の確認をしながら論理的に話を展開しますが、その反面、理屈っぽい人だと思われることもあります。

点数が低い場合は、感情的、非合理的な人だと考えられます。

＊キーワード＝「I think…（私は……思う）」

④ＦＣ（Free Child）・自由な子供の自我状態

この点数が高い人は、子供っぽいところがあり、明朗快活で、楽しい人だと言われます。逆に、自分勝手、わがままととられることもあるでしょう。

一方点数が低い場合は、感情表現が乏しい人、楽しむことができない人と思われます。

＊キーワード＝「I want…（私は……したい）」

⑤ＡＣ（Adapted Child）・順応した子供の自我状態

この点数が高い人は、他人の言動に左右されやすく、流されやすい傾向にあります。協調性がある半面、人に指示されて行動することが多く、優柔不断ととらえられることもあります。

一方点数が低い場合は、非協力的、反権力志向、人目を気にしないと考えられます。
＊キーワード＝「I should...（私は……すべきだ）」

「なんとなくウマが合う」状態を意識的につくり出す

あなたはどのタイプだったでしょうか？　自分のタイプの確認はもちろんですが、スタッフや上司の顔を思い浮かべて、どのタイプにあたるのか、考えてみてください。

この5つのタイプは、もちろん固定されているものではありません。状況、時間、環境によって変化します。その人の現在の行動や発言が、どの心の状態が主に使われた結果なのかを分析することが交流分析なのです。

あなたは、相手の「自我状態」を察知し、それに合わせる必要があります。後で再びふれますが、これを「ペイシング」と言います。ペイシングとは相手の自我状態を分析、理解し、相手に合わせた、相手の期待する対応を行うことです。

言ってみれば、相手と「なんとなくウマが合う」状態を意識的につくり出す、ということがあなたに求められていると考えればいいでしょう。

相手に合わせてコミュニケーション・スタイルを変える

―「五重人格」になるには？

相手の心がどんな状態にあるのか？

相手が何を望んでいるのか？

繰り返しになりますが、良好なコミュニケーションを成立させるためには、相手の心の状態を理解して、それに応じて、自分のスタイルを変えて対応することが必要です。ここではさらに踏み込んで、スタイルの変え方について考えてみましょう。

「認められたい」「受け入れられたい」という共通の欲求

左図の５つのタイプにかかわらず、人は「認められたい」「受け入れられたい」という気持ちを常に持っています。その気持ちを否定されれば、相手は心を閉ざしてしまいます。反対に「認められた」と感じると、人は心を開くのです。

つまり、相手の心を開くためには、あなたがいろいろな心に対応する自分をつくらなければならないということになります。いわば「五重人格」になることを目指さなければなりません。

スタッフ間での具体例をあげてみることにしましょう。

交流分析に基づく5つの「自我状態」

交流分析に基づく5つの「自我状態」

1	CP（Critical Parent）・批判的な親の自我状態（父親的）
2	NP（Nurturing Parent）・養育的な親の自我状態（母親的）
3	A（Adult）・大人の自我状態
4	FC（Free Child）・自由な子供の自我状態
5	AC（Adapted Child）・順応した子供の自我状態

「自我状態」相性表

CP（Critical Parent）
・批判的な親の自我状態（父親的）

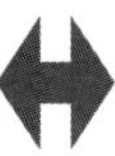

AC（Adapted Child）
・順応した子供の自我状態

A（Adult）
・大人の自我状態

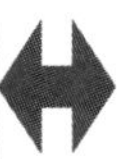

A（Adult）
・大人の自我状態

FC（Free Child）
・自由な子供の自我状態

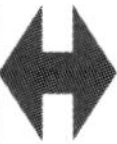

NP（Nurturing Parent）
・養育的な親の自我状態（母親的）

①ＦＣ対ＦＣの場合

あなたもスタッフも「ＦＣ（Free Child）・自由な子供の自我状態」である場合、あなたのチームの雰囲気はどうでしょうか？　きっと明るく、楽しい雰囲気だと思いますし、物事が上手く進んでいる時には、もの凄いパワーが発揮できるかもしれません。

ところが、何か歯車がひとつずれてしまったら、どうなるでしょう？

《あなたとスタッフＡさんの会話》

あなた　「ちょっとＡさん。患者さんからあなたの態度が悪いと言われましたよ」

Ａさん　「えっ、ホントですか？　ちゃんとしてるんですけど、どこが悪いのかな」

あなた　「言葉遣いでしょう」

Ａさん　「言葉遣い？　悪いって言われたことないし」

あなた　「まあ、患者さんにもいろいろな人がいるから気をつけてね」

Ａさん　「はい。わかりました」

Ａさんもあなたも、これで本当に「わかった」のでしょうか？

②ＣＰ対ＣＰの場合

「ＣＰ（Critical Parent）・批判的な親の自我状態（父親的）」同士というパターンもありがち

です。このタイプはどちらも理想を追求し、自分が正しいと考えています。また実際正しいので、誰も文句は言えません。

お互いがお互いの信念を通そうとするので、どこまで行っても平行線です。最後は上司であるあなたが、強く「命令」することになるのでしょうが、命令されたスタッフのモチベーションはそれでどうなるでしょうか？

どんどん下がって、最終的には辞めてしまう可能性にもつながるのではないでしょうか？

《あなたとスタッフBさんの会話》

あなた　「ちょっと、Bさん！　あなたは外来患者さんの応対についてどのように考えているのかしら！　患者さんからBさんの態度について、苦情が来ました」

Bさん　「どういうことですか？　私はきちんとしていますが？」

あなた　「あなたの態度が悪いという苦情です。どんな応対をしているの」

Bさん　「いったい、いつ頃の話ですか？」

あなた　「今日の10時頃です」

Bさん　「忙しい時ですね。私は何人もの患者さんに応対していたのです」

あなた　「その時の口の利き方が悪かったという苦情です」

Bさん　「師長。そんなことをおっしゃっても、あの時は何人もの患者さんに対応して、言葉遣いどころではなかったんです。そんなことぐらいわかりませんか？」

あなた　「何を言っているの。どんな時でもきちんとした対応をしなければいけないことくらいわかっているでしょ」

Bさん　「そんなことをしていたら、たくさんいる患者さんを待たせることになって、もっと悪いんじゃないですか？」

議論は続きます。止まるところを知りません。最後に師長であるあなたは、権限でBさんを黙らさざるを得なくなります。

「自我状態」の相性を知る

①も②も問題解決には至らず、②では対立関係にすらなっています。交流分析に基づいていえば、それは最悪の相性での対応だったのです。人はどのような対応を期待するのでしょうか？　良い相性は、どのタイプとどのタイプになるのでしょうか？

69頁の図も参照していただきたいのですが、ごく単純に言えば、次の通りです。

父親的（CP）な人の場合は、順応した子供的（AC）な対応を期待します。

大人的（A）な人は、大人的（A）な対応を期待します。

自由な子供的（FC）な人は、母親的（NP）な対応を期待します。

3 揺れ動く心の状態をキャッチする

―「五重人格」になるためのトレーニング①

では、事例にそって交流分析を活用する方法をさぐってみましょう。

いつも明るいスタッフのA看護師は、病棟の人気者です。A看護師は患者さんに対しても友だち言葉を使うことがあり、患者さんによっては気分を害することもあるようですが、直に苦情を言われたことはありません。ある日、他のスタッフから「患者さんからA看護師の言葉遣いについて苦情を言われた」という報告を受けました。

さて、あなたはA看護師にどのように注意をすればいいのでしょうか？

《A看護師との会話》

あなた　「Aさん、患者さんから言葉遣いが悪いという苦情を受けたのですが、どうなの」

A看護師　「はあ……。誰がそんなこと言ってました？」

あなた　「患者さんですよ。あなたの明るさは良いんだけれど、言葉遣いがざっくばらんすぎるのよ。そうは思わない？」

A看護師　「（不服そうに）はい……。でも私は患者さんには親しく話しかけろと指示されているので、そうしているんですが……」

あなた　「あなたは、きちんとした敬語や丁寧語で話していないでしょう。これからは敬語を使って応対してね」

A看護師　「敬語なんてきちんと使ったら、それこそよそよそしくなって患者さんからクレームがきますよ。私は今までそんなこと言われたことないし、いったい誰が言ったんですか？　患者さんと親しくなるためにそうしているのに……」

あなた　「患者さんからの苦情です。患者さんは、一人ひとり感じ方が違うのよ。それぞれに対応を変えなければいけないの！」

A看護師　「えーっ。患者さんによって対応を変えなければいけないのですか？　対応は変えてはいけないと私は思いますし、そう教えられました」

A看護師の言葉遣いは、果たして直るでしょうか？　あなたは、「患者さんからA看護師の言葉遣いが悪いという苦情を受けた」＝「A看護師は患者さんに対する言葉遣いがいつも悪い」と決めつけています。自分の思い込みを一方的に相手に押しつけているのです。その結果、あなたはA看護師に身構えられてしまいました。

部下を管理するということは、自分に何が足りないのか（この場合は、敬語を使わないという点）を気づかせ、その克服を目標にするように意識を変革することです。そのためには、自己主張的な話は最後まで出さず、まず寛容の姿勢＝「聞き役」に徹すべきでしょう。

ところで、心の5つの自我状態は、常に一定しているものではないことは先にふれた通りです。いわば相手の人格も、刻々と変化しているのです。

いつものA看護師は、性格が明るく外交的ですが、少し自分勝手なところがあるようです。彼女の基本的な自我はFC（自由な子供）です。FC（自由な子供）と相性が良い自我は、NP（母親的自我）です。ところが最初、師長であるあなたはCP（父親的自我）で接しています。そのためA看護師は素直に言うことを聞いてくれません。

話を進めていくうちにA看護師の自我が、少しずつ変化していることに気づきませんか？徐々にCP（父親的自我）に変わっているのがわかるはずです。

最後は完全に「師長、あなたの言っていることはまちがっている」と対立しています。2人の関係はCP対CPになってしまい、最悪の結果となったのです。

その結果、師長であるあなたは「もっと素直になりなさい」とか、「ともかく気をつけるように」と言って、話をおさめざるを得なくなります。

ではどうすればよかったのでしょうか？　もう一度考えてみてから、次の項をお読みください。

心の状態に合わせた解決のステップ

―「五重人格」になるためのトレーニング②

A看護師はFC（自由な子供）です。FCと相性の良い自我はどのタイプでしょうか？　もちろん、NP（母親的親）です。では4段階に分けて、解決への過程をたどってみましょう。

《解決への第1ステップ》

ここでは、FCである自分の自我を気づかせることが目的です。

あなた　「Aさん。患者さんからあなたの応対についてご指摘を受けたのですが、心あたりは？」
A看護師　「いいえ。どのようなご指摘ですか？　ちょっとわかりません……」
あなた　「わかりませんか？　あなたの言葉遣いについてなんだけどね」
A看護師　「言葉遣いですかあ？？？　ちょっと思い当たらないなあ」

《解決への第2ステップ》

あくまで同調しながら、問題の原因をいっしょにさぐります。

あなた　「思い当たらない。いつも患者さんと話す時、気をつけていることはありますか」
A看護師　「気をつけていることは、患者さんを安心させるために親しめる話し方を心がけていますが、そこですか?」
あなた　「そうねえ、親しみのある話し方って友達みたいに……」
A看護師　「そうです、友達みたい……。それって何か悪い? よそよそしいよりもいいのではないですか?」
あなた　「あなたが考えているよそよそしいしゃべり方って教えてくれる」
A看護師　「敬語を使うことです。どうも敬語は苦手で、使い慣れてないので」
あなた　「そうか、敬語を使い慣れてないので、うまく話せるようには思えないのね」
A看護師　「はい、そうです。だから私患者さんと親しくなろうと思って、まずいですか?」

解決への第3ステップさぐり出した問題点を、本人に解決させることが目的になります。

あなた　「もしあなたが、レストランに行ってその時友達みたいに明らかに年下のお店の人から言われたらどんな感じがする?」
A看護師　「ちょっとカチンとくるかも」

あなた　「カチンとくるの？」
A看護師　「はい、すごく親しければいいかもしれませんが」
あなた　「そうですね。病院にはたくさんの患者さんがいらして、あなたと患者さんの会話もよく聞こえているわね。中には不快な思いを持つ人もいるかもしれないのです」

《解決への第3ステップ》

さぐり出した問題点を、本人に自覚させることが目的となります。

あなた　「でも、たとえばあなたがどこかのお店に入って、高校生のアルバイトから『タメ口』をきかれたらどう感じる？」
A看護師　「いやです」
あなた　「いやでしょ。虫の居所が悪いと怒るかもしれないわね」
A看護師　「そうですね」
あなた　「患者さんにはいろいろな人がいるのはわかるよね。若い人もいるけど、年配の方が多いでしょう。同じ言葉遣いでいいと思う？　あなたはまだ20歳そこそこだし、若者からタメ口で話されたら腹が立つ人も出てきますよね」
A看護師　「タメ口なんてきいてませんよ」
あなた　「私もそう思うのよ。だけど年配の人の中には、なれなれしい奴だと思う人もいるから。そのためには敬語を使って話す必要があると思わない？」

《解決への第4ステップ》

問題を解決するための結論を出します。

A看護師　「そうですね。だけど私、敬語って使って話したことないんです。どうすればいいですか？」

あなた　「敬語の使い方がわからないのね。わかったわ。明日から練習しようか」

Aさんが患者さんに敬語を使わない本当の理由がわかりました。Aさんが敬語を使わなかったのは、ただ「敬語の使い方に自信がなかった」からです。こうなれば、問題の解決は簡単です。実際はこんなに上手くいくかどうかはわかりませんが、スタッフの心理を確認して、解決するまでに至るステップの一例として理解してください。

第4章

部下の能力を開花させる
コーチングの技術

1 医療現場でコーチングが求められる背景

―コーチングが果たす役割とは?

医療業界の中でも最近、「コーチング」という言葉をよく耳にします。部下と仕事のうえでのコミュニケーションを図るためには、絶対に必要なスキルだという人もいるでしょう。

コーチングを定義する

「コーチング」とは、「**相手の自立をサポートするための管理手法のひとつ**」です。「コーチ」とは馬車を意味し、馬車が人を目的地に運ぶところに由来しています。そのことから「コーチングを受ける人(クライアント)を目標達成に導く人」を指すようになりました。

人はいやいや学習しても身にはつきません。**コーチングでは、モチベーションを重視しています。人が自ら学習して育つような環境をつくり出し、自ら問題を解決していけるようにすることが目的**です。

コーチングは、カウンセリングともティーチングともトレーニングとも違う概念です。その意味の違いを知ることで、コーチングの概念をより明確に把握できるのではないかと思います。簡略にそれぞれの定義を述べてみれば、この通りです。

「カウンセリング」とは、心理的な問題や悩みを援助することを目的とする、心理学を土台とした対人手段です。訓練を受けた専門家が言語を用いてアプローチします。現在の問題の原因は過去にあり、過去にあったことを振り返って考えるスキルと言えるでしょう。

「ティーチング」とは、同じ内容を同じ方法で、指示・命令や助言によって、答えを相手に与えることを指します。

「トレーニング」とは、決められた線路の上をグングン走るように、トレーナーがトレーニングする人を引っ張ることです。一定の基礎的な学習を反復練習しながら身につけていきます。訓練を受ける側の年齢段階に合わせて変わっていく教育の技法として用いられています。

「コンサルティング」とは、課題に対する解決策を考えて、「ああしたほうが良い」「こうしたほうが良い」という助言を与えることです。自分が持つノウハウや情報を顧客のニーズに合わせて提供し、アドバイスをするのがコンサルタントの役割です。

病院の理念の達成に「すべての職員が行動できる」コミュニケーションの手法

さて、話をもとに戻します。

なぜ、コーチングという手法が求められているのでしょうか？

このことは医療業界だけでなく多くの業界でも必要とされている手法です。

少子高齢化は一段と進み、医療機関の役割も大きく変化しています。急性期病院から療養型、回復期病院へと役割分担が明確になってきています。従来は急性期病院で疾病を治癒することが大きな目的でした。

しかし、高齢化により疾病は治癒するだけでなく、医療従事者は患者の生活に大きく関わり合いをしなければならなくなりました。また治療も長期的に行われ、その結果患者・家族との関わり合い方も変わっただけでなく、医師を中心とした従来の治療の方法も大きく変わりました。

つまり長期的に一人の患者に関わらざるを得なくなったのです。そのうえ、患者の協力なく、医療従事者の努力だけでは、十分な治療効果が出ないことも多くあります。その問題点を解決する手段としてコミュニケーションの必要性が出てきたのです。

しかも、チームを組む医療従事者だけでなく患者の価値観も育ってきた環境も違います。

そこで同じ目標を達成するために、チームのメンバーがそれぞれ何を考え何を実行するかを考えるためのコミュニケーション手法、コーチングが必要になったと私は考えています。

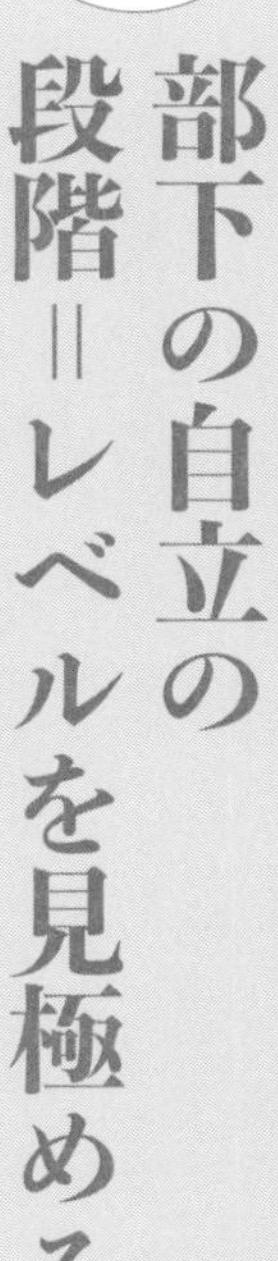

2 部下の自立の段階＝レベルを見極める

―コーチングを行うための条件

まずはコーチングの概念、コーチングが必要とされる背景を説明しました。コーチングといっても、ことさら新しくも、難しくもない、明解な概念だということがおわかりいただけたと思います。

ここで、職場の風景に目を向けて、具体的に考えてみましょう。たとえば今、あなたが新人リーダーとして初めて部下を指導する立場に立ったとしましょう。

今まさにそうした時期であれば、自分のこととしてそのまま当てはめてください。すでにそうした時期が過ぎたベテランの方は、その当時のことを思い起こしてください。

部下の能力を引き出しつつ、目標を設定させ、方向づけを行うにはどうすればよいか？　何から始めるべきか？　リーダーとしての役割を職場で担うということは、スタッフにどのような対応をとることなのか。どうすればさまざまな課題をクリアできる看護を、実行させることができるのか……。

おそらくどんなベテランの方でも、最初はきっとこんなふうに悩んだのではないでしょうか。

リーダーとしてまずすべきことは、ごく単純なことです。

それは、一緒に働くスタッフのレベルを、見極めることです。そのうえで、その人に合ったコミュニケーション・スキルを使い、目標を達成するまで、あなたがつき合っていくのです。

スタッフには次のような自立までの段階があることを確認しておきましょう。本人のレベルに合わせて、あなたはスタッフと関わらなければなりません。

自立の4段階を見極める

第1段階は、「こうしろ」「ああしろ」と具体的な指示を必要とするレベルです。指示を受ける本人が、その仕事に対する経験、知識をまだ十分に持っていない状態ですから、「あなたはどう思う？」などと質問して、本人に問題を解決させようとしても、混乱するばかりです。

この時点ではコーチングはまだ難しいでしょう。自主性や個性の尊重は重要ですが、第1段階ではあくまでも基礎を身につけさせることが目標です。それなしには、大きな事故につながる可能性もあります。

第2段階は、本人の自主性を重んじながら、「こうしてはどうかな」「ああしてはどうだろう」と助言するレベルです。

第3段階は、「あなたはどのようにしますか？」「どのように考えますか？」と、本人の自己決定を促すことができる状態。

第4段階は、自己解決可能な状態です。一人前の看護師として仕事をこなすことができるレベルです。

自立までの段階

段階	状況	かかわり方	コミュニケーションスキル
第1段階	他の人に依存していて自分で解決できる	具体的に指示を出します	ティーチング
第2段階	少しは、自分で解決できる	助言をします	
第3段階	だいたい自分で解決できる	指示、コーチングをします	コーチング
第4段階	完全に自分で解決できる		

これをわかりやすくたとえてみましょう。自転車に乗れない子供に自転車の乗り方を教えるとします。

最初は補助輪をつけます。看護業務で言えば、プリセプター制度のようなものです。

そして、補助輪をはずして練習する時は、乗り方、走り方、停まり方、そして、転び方まで教えます。まだ自己決定はできません。これが第2段階です。

そして、ひとりで乗れるようになった時、初めて自転車の利用方法や、その他の応用問題が発生してきます。その時こそ、自主性を育成するタイミングです。

実はあなた自身も問われている

ところで、確かに部下の自立のレベルを見極めることは、より良いコーチングを行うための前提です。

しかしちょっと待ってください。コーチングを行う時、実はあなた自身も部下に問われているのです。

あなたは――

自分が仕事を好きだ、ということを自覚していますか？

スタッフに指示を出すことについて、あなた自身が完全に理解していますか？

あなた自身が自分の仕事に不満を持っているのであれば、部下はあなたの言うことなど聞きはしません。

また、あなた自身が理解していない仕事を部下に指示して、果たして上手くいくでしょうか？　コーチングはあくまで技術なのです。もっとも大切なのは、情報を伝達するあなた自身であることを忘れないでください。

以上が、コーチングを行う時に、あなたに求められる条件です。

3 目標を達成するためのコーチングを学ぶ
―仰木監督とイチローの「事例」から

ここで、目標を達成するためのコーチングの成功例をあげたいと思います。人がコーチングについて語る時、もっとも多く引き合いに出す例かもしれません。それが、野球選手として活躍された現役時代のイチローの話です。メジャーリーグを代表する選手にまでなったイチローがまだ有名ではなかったオリックス時代、仰木彬監督はどのように接していたのか？　そこには、コーチングの極意が隠されているからです。

コーチングは難しいことではないと言われても、とっつきにくさを感じている人もいるでしょう。ビジネス書をたくさん読んで、何万円もお金を出して研修を受けなければならないのではないか、などと考えてはいませんか？

コーチングは日常の中で、十分習得できるスキルなのです。

さて、これからお話しするイチローと仰木監督、そしてD監督との会話は、あくまで私の想像にすぎません。しかし、具体的に使用している言葉はともかく、そのニュアンスはだいたい当たっていると思います。

《D監督の場合》

現役時代のD監督は打撃のセンスが抜群で、読売ジャイアンツの2番バッターとして不動の地位を築いていました。守備も上手く、素晴らしい選手でしたから、私もファンのひとりでした。そのD監督とイチローとの間には、次のような会話があったのではないでしょうか？

D監督　「おい、鈴木！　バッティングはしっかり軸をつくり、そこを起点にバットを出すんだ」

鈴木　「いいえ、監督。私はいろいろと考えた結果、今のバッティングフォームがいちばん良いと思っています。これで続けさせてください」

D監督　「何を言っている。おれたちはプロだぞ。プロのピッチャーの投げる球は、アマチュアと違って力がある。そんなフニャフニャでは、打ち返すことはできない。そもそもお前のフォームは理論的にまちがっているから、直さなければだめだ」

きっと、このような会話が何度も何度も繰り返されたのでしょう。しかしイチローが自分のスタイルを変えることはなく、そして2人の間に会話がなくなり、その結果、D監督は彼を起用しなくなったのではないかと勝手に考えています。

《仰木監督の場合》

仰木監督「おい、鈴木！　調子はどうだ。お前のフォーム変わっているけど、なぜなんだ？　Dさんからいろいろと言われたそうだが、お前がフォームを変えない理由を、おれにちょっと教えてくれ」

鈴木「はい。アマチュア時代からこのフォームで……という理由です」

仰木監督「ふーん。そうかあ？　そんな理由からか？　わかった。おれの目的はチームが勝つことなんだ。そのためにお前がきちんとした仕事をしてくれればいいんだ。お前のやりたいようにしろ。ただし、勝つことが目的なんだから、それで打てなかったらお前を使わないからな」

鈴木「はい、わかりました。頑張ります」

仰木監督「まあ、お前も頑固だからな。好きなようにしてみろよ。ただし、結果を出してくれよ」

このような会話が、やはり何度かあったのではないかと思います。

「正しい目的を持つ」ことと「相手の性格を良く理解する」こと

このやりとりから、あなたはどんな教訓を汲み取りますか？　私は2つのポイントをここにあげたいと思います。

まず、「正しい目的を持つ」ことがいかに大切かということ。

もうひとつは、「相手の性格を良く理解し、相手に合わせた対応をする」ということです。イチローは、まれにみる頑固者です。仰木監督は彼に対し、「こいつは頭ごなしに言っても言うことをきかないな。それではいったんやらせてみて、だめだったらどうするか考えよう」という対応を取りました。「直さなければ」では、なかったのです。

仰木監督による、イチローへのコーチングの意味を理解していただけたでしょうか。

ここで、2人の監督の差は、何だったのでしょう。マスコミでは「仰木監督には隠れた才能を見抜く力があった」と言われていますが、私はそんなことではないと考えています。「バッティングフォームを改良しなければ、イチローはプロでは通用しないだろう」と考えたD監督のほうが、実は仰木監督よりも彼のことを考えていたのかもしれません。その意味では仰木監督のほうが冷淡だ、とする見方もあるでしょう。「鈴木が成功しなくても戦力は落ちない。彼は良いセンスを持っているので、成功するかもしれない。成功すればラッキーだ」という程度ではなかったのかと。

ただ確かなことは、D監督は、目的と目標をまちがえたということなのです。「イチローのバッティングフォームを理論通りに直す」ということが、目的になってしまった。

一方、仰木監督は「勝つためには色々な選手がいたほうが良い。打てなければ使わないだけだから」と考え、あくまでも「勝つこと」を目的に置き続けました。イチローが打つことも、目的の達成のための一要素にすぎなかったのです。

結果はみなさんご存知の通りです。

部下の目標を管理する

──3つの指標による方向づけ

目的を達成するためには、目標が必要です。

しかしながら、すべての部下が、必ずしも適切な目標を設定できるとは限りません。自立性を引き出しつつも、あなたが的確な方向づけを行うことが必ず必要となってくるはずです。

私は、以下の3つの手法をみなさんにお勧めしたいと思います。

①自分の判断基準を伝える

仕事を遂行するうえでの上司としての判断基準を、普段からできるだけ多くの人にオープンにしておくことが大切です。上司がどうして欲しいのかが常にわかっていれば、部下は安心して仕事に取り組むことができるからです。

反対にその判断基準がいつもブレていれば、部下は安心して仕事をすることができません。

そのためには、何か気になったことがあれば、どのような些細なことでも「私はこうして欲しい」と、明確にその場で伝えるようにします。

②自分の抱えている問題を伝える

問題に直面した時は、自分の面子にこだわらず、自分の置かれている状況を率直に部下に説明します。問題をオープンにし、部下の意見を聞き協力を依頼することで、部下に「自分は頼りにされている」という意識を持たせることになり、部下の自覚と能力を引き出すことができます。また問題をオープンにすることで、あなた自身のストレスも軽減するはずです。

③自分の期待度を伝える

指導する際は、スタッフそれぞれに対して自分の期待度を明確にしておくことが大切です。「スタッフの行動が、自分の期待とどのように違っているのか」「今後は、どうして欲しいのか」を明確に、かつ冷静に伝えなければなりません。

一朝一夕に管理手法を変えることはできません。それでも、まずできることからスタートすべきでしょう。誰でもすぐにできることは、スタッフ一人ひとりの課題と期待度を明確にして、周知させることです。課題を明確にすることによって、目標の設定が可能になり、行動計画を立てさせることができます。その計画に従って部下を指導すれば、大きなブレはないはずです。

目標管理型コーチングと問題解決型コーチング

目標管理について述べてきましたが、コーチングの型としては、目標管理型コーチングと問

コーチングの2類型

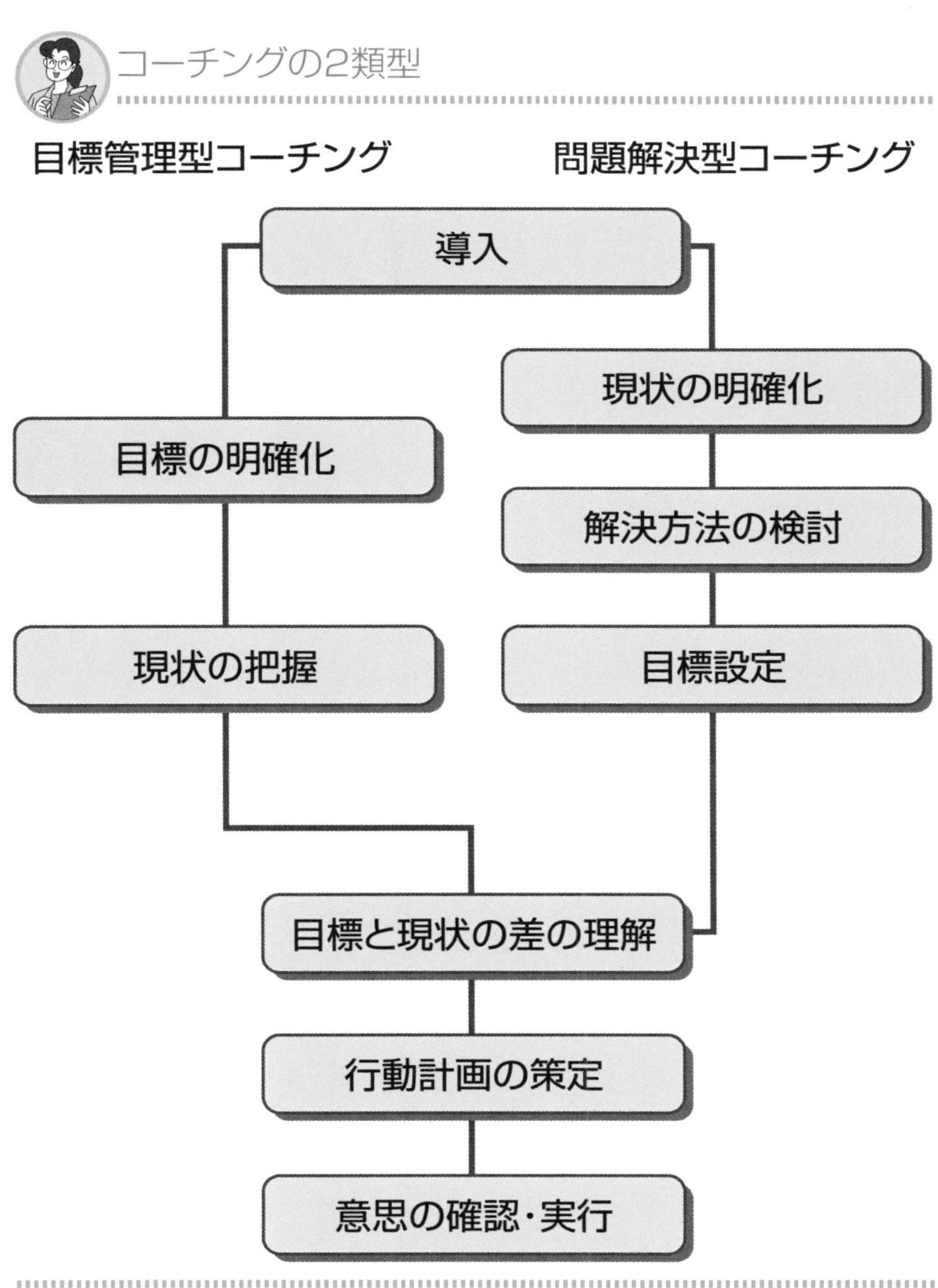
目標管理型コーチング
問題解決型コーチング
導入
現状の明確化
目標の明確化
解決方法の検討
現状の把握
目標設定
目標と現状の差の理解
行動計画の策定
意思の確認・実行

題解決型コーチングがあります。

前者は、たとえば「今年1年で○○をしたい」ということを目標にしたコーチングです。まず目標を設定して、現状を把握して行動計画を立てます。

後者は、読んで字のごとく問題を解決するためのコーチングです。まず問題点を明確にして、解決方法をさぐります。そのうえで目標を設定し、行動計画を立てるのです。

こうしたコーチングを上司、リーダーであるあなたが行う目的は何でしょうか？

それは、**部下が目標を達成することができるように成長させるためです。そのために、部下を受け入れ、部下の考えていることをできるだけ多く理解する訓練を行う必要があるのです。**

第5章

コーチングを成功させる！相手の話を聞く技術

1 相手の話を「聞く」スキルを身につける

―いつでも人の話を聞く「姿勢」を持っていますか？

コーチングについて語り出せば、それだけで1冊の本になるほどですが、医療現場で求められているスキルとして、次の3つをあげたいと思います。

①相手の話を聞くスキル
②自分の考えを伝えるスキル
③相手を認めていることを伝えるスキル

本章では、「聞く」スキルを、「伝える」スキルは次章で、順に説明したいと思います。

人は「聞きたいことだけを聞く」

「人の話を聞く」という行為は、日常の中で常に行われていることです。しかし、きちんと相手の話を聞いている時と聞いていない時があるはずです。

たとえば、業務が忙しい中で、同僚や部下から話しかけられることがよくあります。「ちょっといいですか」と声をかけられ「……の件ですが、どのようにしますか?」と質問されたとします。

「ああ、あの件ね。連絡すると言っておいて」ととりあえず答えます。忙しさにまぎれて、詳細な内容を聞かず、つい返事をしてしまったのです。後で、実はとても急いで連絡しなければならない用件だったことが判明して、大変な思いをした経験はありませんか?「聞く」という姿勢で聞かないならば、本当に話の内容を聞き取ることはできません。

また、「説明を受けていない」「そのことについては聞いていなかった」といった患者さんからの投書やクレームはみなさんの病院でもよく耳にすると思います。職員同士でも「言った」「言わない」「聞いていないはずはない」……といった言い合いになることがありますね。

なぜこのようなことが起きるのでしょうか。

人間は、「聞きたいことだけを聞く」という習性があると言われています。しかし、その習性から抜け出ることができなければ、コーチングの目的は果せません。

「相手の話を聞く」トレーニング

相手の話を聞かない、聞く姿勢を持っていない、ということが、人との関係にどのような影響を及ぼすのでしょうか。

自分で感じ取ることのできる体験学習の方法があります。

まずは、2人1組になってもらいます。

ひとりが聞く人、もうひとりが話す人という役割分担をします。

聞く人は正面を向いたままで待ち、無表情・無反応で話を聞くことがルールです。

話す人は、聞く人の耳のあたりに向かってしゃべるような体制をとります。話す内容は、たとえば自分の趣味でもいいですし、日曜日に何をしていたか、といった話題でも結構です。ともかく、2分間話し続けます。

役割を交代して、再度同じことを行います。

終了したら、聞く人、話す人にそれぞれ感想を聞いてください。

おそらく、聞く役割の人からは、「相づちを打ちたかった」とか「質問をしたかった」という感想が聞かれるはずです。

話す人からは、「途中で話すのがいやになった」とか、「途中で何を話しているのかわからなくなった」といったような感想が出てくるでしょう。

おどろくことに、聞く人は一所懸命に聞いたつもりなのに、話の内容をあまり覚えていない、といったような現象も起こります。

こうした体験をしてみれば、**話し相手に対して、「聞いている」という反応をすることがどれだけ大切か、強く認識できるでしょう。**

「相手の話を聞く」トレーニング（2人1組）

2人1組で片方が話して、もう片方は無表情に

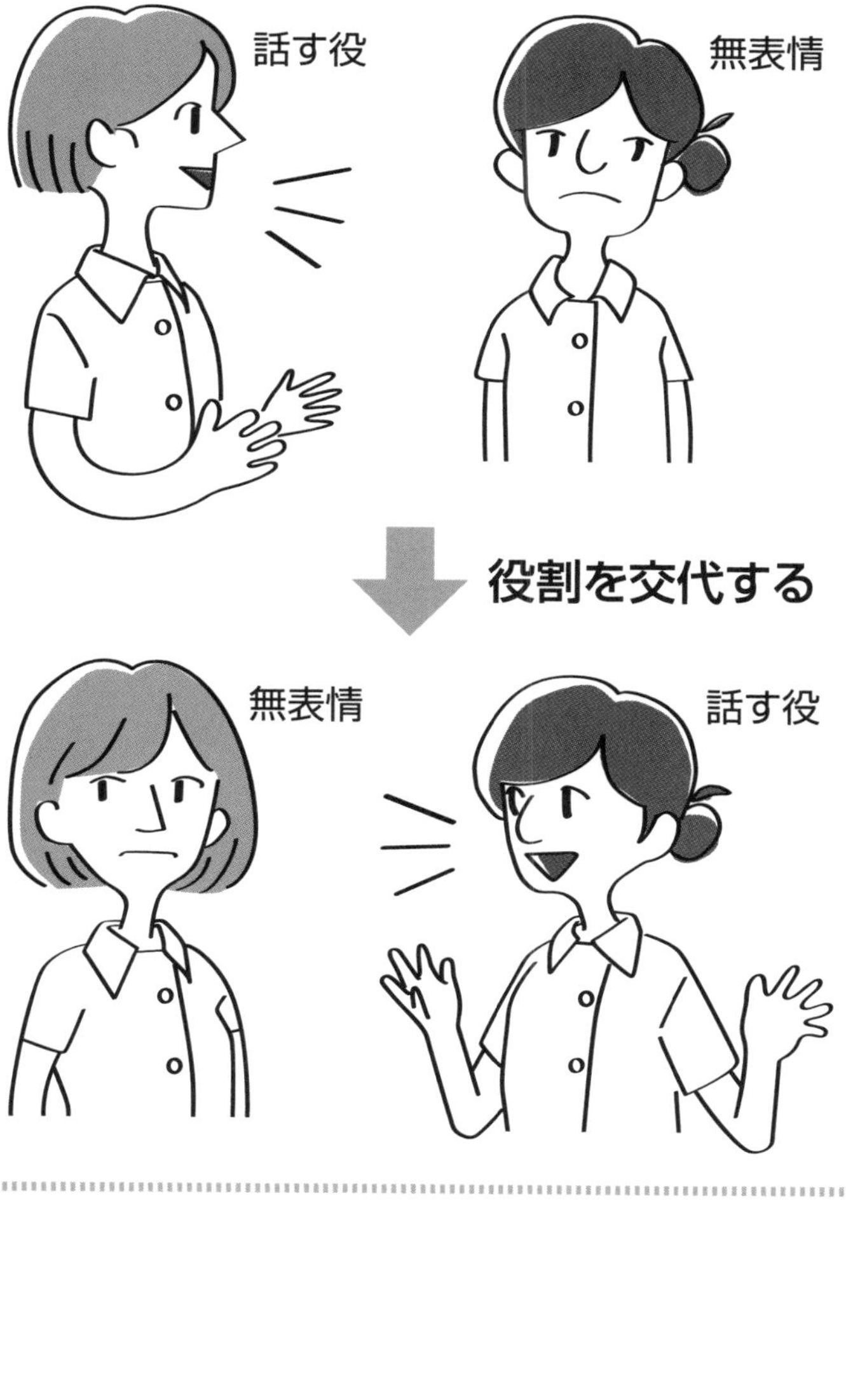

話す役

無表情

役割を交代する

無表情

話す役

2 「聞く姿勢」が伝わる聞き方のコツ

―人の話をより深く受けとめるために

話を聞く時には、「きちんと聞いています」ということが相手に伝わるように、言葉や態度でアピールすることが大切なことはわかりました。では、具体的にはどんな方法があるのでしょうか。聞き方のポイントとしては、聞く場所、スタッフとの距離や座り方、聞く姿勢などがあります。

①話を聞く場所を選ぶ

きちんとした場所で話を聞きましょう。「何かのついで」ではなく「あなたの話を聞く」という気持ちを伝えるのです。とくに、注意する時は別室で聞いて話します。

②座り方と相手との距離を設定する

話を聞く時には、正面ではなく相手が斜めになる位置に座ることで、相手との距離を近づけることができます。物理的距離ももちろんですが、それは精神的な距離でもあります。話しづらいことなどを話す場合などにも有効です。たとえば、テーブルの角と角に、さらに細かいことを言えば、2人の距離は120センチくらいが適当です（お互い手を伸ばして指先が相手の肩につくかつかないかの距離）。心持ち前傾姿勢をとって、相手に近づくようにします。

③聞く姿勢と態度

相手の言うことを「受けとめる」ことが第一です。

ですから、相手の言葉をさえぎらないで、最低5分間は我慢して聞く。途中で否定するような「本当?」「勘違いじゃないの?」といった疑問をあらわすような言葉は使わず、「なるほど」「うん、うん」といった相づちを打って共感しながら聞くことです。

④9：1から1：9の論理

私は、5分間黙って聞くことをお勧めしていますが、その間に、相手が交流分析でいうどの「自我状態」にあるのかを判断します。

あなたが聞き手にまわる割合は以下の通り。

最初は聞くのが9、話すのが1。そして相手の心の状態に判断を下すことができれば、その後は5対5。結論を伝える時は1対9と、逆転させると良いでしょう。

話を聞くときのポイント

1 関心を示す

◎相手のほうを向く
◎やや前傾姿勢をとる
◎アイコンタクトを持つ
◎表情を豊かにする
◎話の邪魔になるような動作をしない
◎相手の態度に合わせる
◎相手に意識を集中させる

2 促す

◎うなづいたり、相づちを打つ
◎「それで」「なるほど」などの話を促す短い言葉をはさむ
◎相手の話を途中でとったり、話の腰を折らない
◎適切な質問をはさむ
◎共感的な理解を示す（批判したり、評価を下したりしない）

3 理解する

◎先入観や偏見を持たない
◎相手の言葉を別の言葉で言い換えてみる「……ということですか?」
◎相手の話の要点を繰り返す「つまり……ということですね」
◎相手の表情や動作、言葉の強調や省略から感情の動きを注意深く読み取る

援助する

◎相手が考えている時にむやみに口をはさまない（沈黙をおそれない）
◎すぐにアドバイスをしない
◎適切な質問をする
◎共感的な理解を示す

3 部下の「答え」を引き出す質問の選び方

―目的に応じた情報収集と解決策を導く方法

聞き上手という言葉がありますが、相手から話を上手く引き出せる人とそうでない人がいます。その分かれ目が、適切な質問の仕方ができるかどうか、ではないでしょうか？

質問の種類には「特定質問」と「拡大質問」の2パターンがあります。病院では「はい」「いいえ」で答えられる前者で話されていることが多いでしょう。これらの質問を上手く使い分ければ、的確な情報収集が可能になり、解決策がクッキリと浮かび上がってきます。

特定質問

相手がすぐに答えられる質問です。答えがYES・NOに限定されるクローズド・クエスチョンもそのひとつです。確認するような時によく利用します。ただし、この質問が多くなると相手の真意がつかみにくくなります。

質問例――「あなたの生年月日は？」「朝食は食べられましたか？」「熱は何度、ありましたか？」「夜眠れましたか？」

拡大質問

問いを投げかけられた人が、すぐには答えられないような質問です。オープン・クエスチョン（「何があったのか？」「どのように感じたのか？」といったような、「はい」「いいえ」で回答できない質問）もそのひとつです。

質問例――「どんなことが、気がかりですか？」「説明をお聞きになって、何か気がついた点などはありませんか？」「痛みの具合は、どのような感じですか」「その後、いかがですか？」

①過去質問

問いの中に「過去形」の言葉を含む質問。相手の思いを引き出す場合に有効です。しかし、ここでは「なぜ（WHY）」という問いかけはあまり有効ではありません。たとえば、

「なぜ（WHY）、先週は運動をなさらなかったのでしょう？」

「なぜ（WHY）、食事の制限をなさらなかったのでしょう？」

「今まで、なぜダイエットに失敗したと思いますか？」

という質問は個人を攻撃していると思われます。この種の質問をされると、質問をされたほうにはとっさに自己防衛の本能がはたらきます。

この場合、このように言い換えましょう。

「先週運動ができなかったのですね。どうすれば（HOW）運動できるかを考えましょう」

「食事制限ができるようにするには、どうしたらいいか（HOW）考えましょう」

「ダイエットを成功させるには何が（WHAT）必要で、どうすれば（HOW）いいかを一緒に考えましょう」

つまり、人に焦点を当てずに、行動に焦点を当てることにより、問題解決を促します。

②未来質問

問いの中に「未来形」を含む質問。相手が何かに取り組むための行動を促したり、どのようなニーズを持っているかを引き出す場合に有効な質問です。この質問は「なぜ（WHY）」を有効に使うことにより、相手の意思の確認や、今後の行動の確認に大いに役立ちます。

質問例――「これから運動をするのですが、なぜ（WHY）その運動をするのですか?」「患者応対スキルの向上を目標にしていますが、なぜ（WHY）それを目標にしていますか?」「どのように（HOW）患者応対のスキルを向上させようとしていますか?」

③否定質問

問いの中に「ない」という否定形の言葉を含んでいる質問です。

質問例――「患者さんのトラブルがなぜ（WHY）解決できていないのですか?」「どうして（WHY）上手くいかないのですか?」「なぜ、間に合わなかったのですか?」

ここでも「なぜ（WHY）」を使うと非難されていると受けとられてしまう場合がありますので、次のように言い換えましょう。

Whyの使い方は難しい

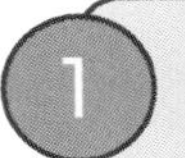

情報収集や、その人の考えを引き出すことができるので有効

（例）なぜあなたはそのように考えたのかしら？
患者さんが怒った理由は何かしら？

2 **未来質問には有効!!**

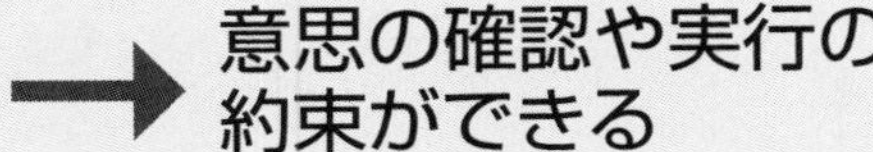

意思の確認や実行の約束ができる

（例）なぜ、そのテーマを選んだの？
なぜ、その問題が発生すると思うの？

3 **過去質問には禁止!!**

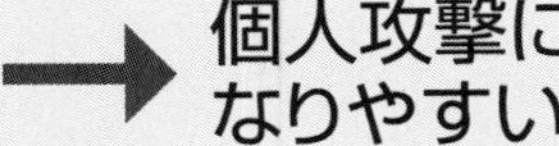

個人攻撃になりやすい

（例）なぜ報告を忘れたの？

What、Howに置き換える。 → **潜在的な問題が浮かび上がる**

（例）どうしたら報告を忘れないか考えましょう。
今回何が問題で報告できなかったかを考えましょう。

オープンクエスチョンの質問と目的

1.行動を起こさせる疑問詞

When（いつ）
いつするの?
Where（どこで）
どの科でするの?
Who（誰が）
誰がするの?
Which（どれを選ぶ）
どの方法を選択する?

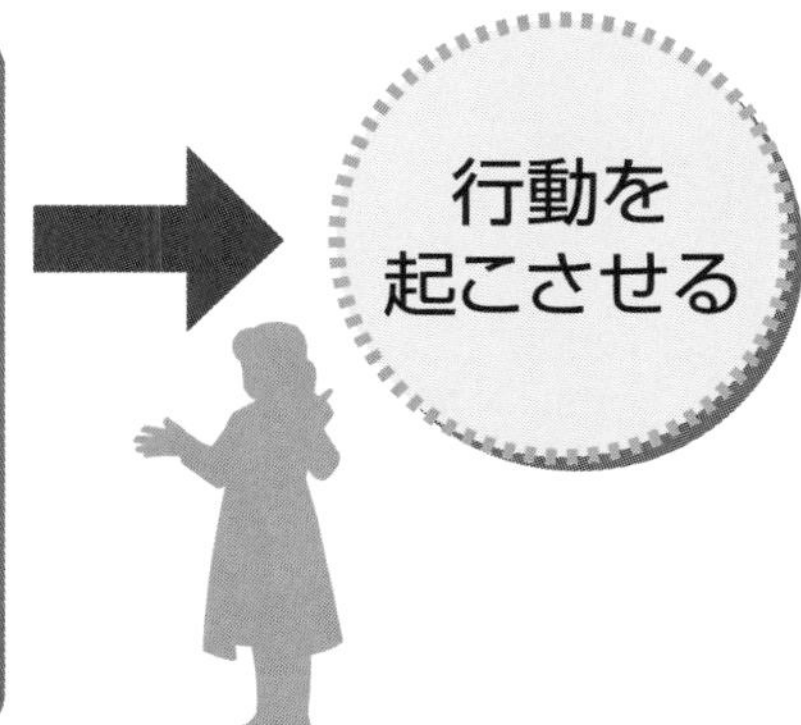

2.答えを発見させる疑問詞

What（なにを）
何をするの?
Why（なぜ）
なぜするの?
How（どのように）
方法は?
How much（いくら）
費用はいくらかかる?
How many（どのくらい）
量はどのくらい?

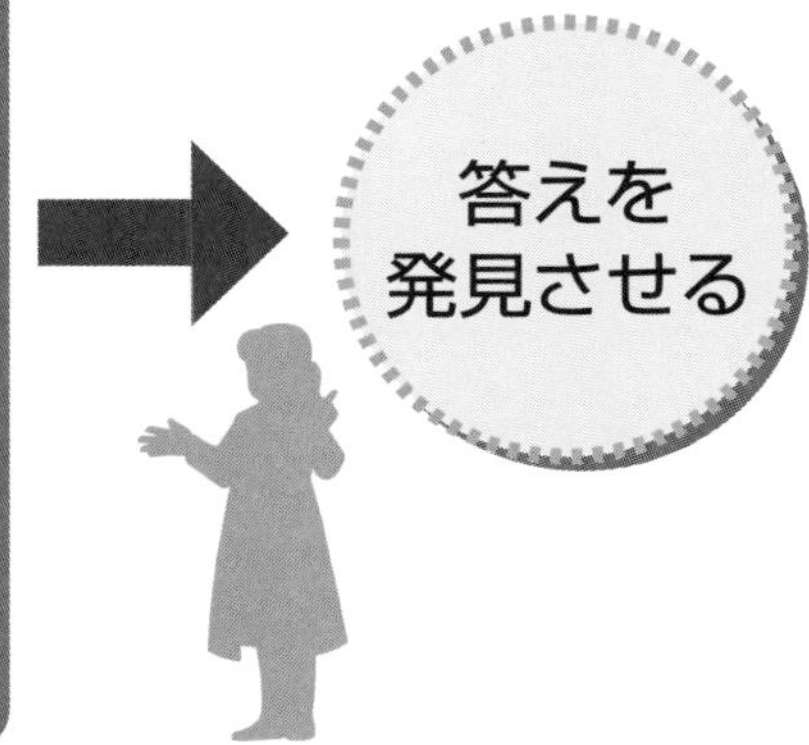

質問例

	質問の種類	行動を聞く	趣味を聞く	業務の確認をする	問題提起をする
特定質問	はい、いいえで回答する質問	次の土曜日に外出しますか?	趣味はゴルフですか?	内科病棟に入院している山田さんの担当ですか?	当院のコミュニケーションは上手くいっている?
	はい、と回答する質問(確認)	前の日曜日は、買い物に行きましたね?	ゴルフはお好きでしたよね?	山田さんは1週間前に入院しましたね?	昨日連絡ミスしたよね?
	事実を問う質問	どこに行きましたか?何を買いに行きましたか?	最近はいつゴルフに行きましたか?どこのコースに行きましたか?	内科病棟の山田さんのバイタルサインはどうでした?	昨日のミスはどういうことでしたか?
拡大質問	選択肢で回答させる質問	どんな映画が好きですか?好きな映画を3つ挙げてください。	お勧めのゴルフコースはどこですか?	血圧が高いようだけど原因は何だろうか?	原因について考えられる事項をあげてください
	意見判断をきく質問	最近見た映画についてどう思いましたか?	ゴルフを始めたいのですが、その魅力は何ですか?	山田さんのご希望していることに応えるために何をすればいいと思いますか?	今後同じようなミスをなくすために、どのような措置をした方がいいと思う?

質問例――「患者さんのトラブルが解消できない理由は何（WHAT）だと思いますか」「間に合わなかった原因は、何（WHAT）だったのですか？」
ここでも、できるだけ人に焦点を当てずに質問をするのがコツです。

④肯定質問
問いの中に「……ない」という否定形の言葉を含まない質問です。

質問例――「患者さんのトラブルを解決するためには、まず何を（WHAT）すればいいでしょうか？」「上手くするためには、どのような方法（HOW）をとればいいでしょうか？」「間に合わせるためには、どのようなこと（HOW）を実行すればいいと考えますか？」

肯定質問は「～をするためにどうすればいいか」という風に、どのように（HOW）を使うのが有効です。

受けとめるための言葉
また、質問につきものなのが、共感した気持ちを受けとめる言葉です。普段使い慣れている言葉だと思いますが、改めてその効用を自覚して使ってみていただきたいと思います。
用例――「なるほど」「それは大変でしたね」「それは良いですね」「つまり……ということですか」「あなたの考えは正しいからもっと自信を持って」「そういうことでしたか」「あなたの考えはとてもわかりやすいですね」

第6章

コーチングを成功させる！自分の考えを伝える技術

1 あなたの話し方に説得力を持たせるには？

―身につけるべき5つの方法

さて、ここからは、「聞く」から「伝える」に立場を転じましょう。

多くの部下から信頼されている上司に共通しているのは、自分の考えていることを部下に伝える能力が、極めて高いということです。あなたは自分の伝えたいこと、伝えるべきことを、部下にあますところなく伝えている、という自信を持っていますか？

そもそもそのような話し方を身につけることは、なかなか難しいことですが、私は次の5点を身につけることで、話をすることにまったく自信がない人でも、その人なりの豊かな説得力をそなえた話し方ができるようになると思っています。

ではそのための話し方の順番と注意すべきことについてあげていきます。

①相手を尊重して話す（相手の名前を言いながら話す）

コーチとコーチャーの関係は上下関係ではありません。たとえ部下であっても対応の気持ちで向き合わなければなりません。本当の回答はあなたの中にではなく相手の中にあるからです。

よく言われるのは「素直に私の話を聞いてくれたからわかってくれたと思うよ」という言葉です。あなたの言葉を聞いているのではなく、上司と部下の関係がそうさせているだけで、あなたの言葉が伝わっているかどうかとは関係がありません。

まず、相手の意見を理解したことを伝え、その意見があなたと違っていても「尊重している」ことを伝えなければなりません。相手の名前を言いながら話すことは重要なポイントです。

②相手が話したことを理解したことを伝える

○○さん（君）は……のように感じていたんだ。とまず相手の主張を簡潔に繰り返し、確認する。自分の感情や感想は言わない。ここでは、○○君は……といわゆるYOUメッセージで伝えることが大切です。

③話す内容をよく考え、強い意志を持って話す

これは大切なことです。単に仕事として自分に対しているのか？　あるいは自分のことを考えてくれているのか？　は相手に伝わります。

そのためには、一緒に考えて今の状態を認識し、良い方向に一緒に行きたいというあなたの意志を伝える必要があります。具体的には、声のトーン、表情、話す場所等さまざまなことを考慮しなければなりません。

良いことを言っていても、相手に伝わらないことがあるのはよくあると思います。「一緒に

頑張ろう」という意志の力を表現してください。

④正しい日本語を話す

いまさら何をと思われると思います。とくにあなたが上司であれば、命令口調や呼び捨て口調はやめましょう。また、退職を停めるような場合あまり卑屈になって話すのもやめましょう。あくまで対応の人として、真摯に話しているという自覚を持った日本語を使うことが必要です。

⑤Iメッセージで話す

最後は、必ず「私はこう思っている」「私ならば○○はよいと思う」と言ってください。

絶対言ってはいけないのは「部長が○○と言っている」「みんなが○○と言っている」という言葉で、責任逃れの言葉として受け取られます。

また「あなた前はこう言ってたじゃない、だから○○してよ」も言ってはいけません。これは相手を非難して責める言葉です。

繰り返します。

最後は「私は○○と考えている」というメッセージで、あなたの気持ちを伝えてください。

2 部下を「受け入れている」ことを伝える話し方
―相手の感情や気持ちに共感すること

私事となりますが、講演会や研修を実施して、まったく知らない人を前にして話をしたり、多くの方と接する機会がたくさんあります。

しかし、私自身は決してコミュニケーション能力が高いとは思ってはいません。そつなく人と話せる自信があるかと言えば、そんなこともありません。

ただ、話す時には次の2点について、必ず相手に伝えることを心がけています。

【ポイント1】「あなたを認めている」ということ

相手に共感していることを伝えます。これは言葉でも言葉以外でもいいのです。「あなたのことを認めているんだよ」というメッセージです。

認めている、承認するということは、どのような意味でしょうか？

相手を「褒めること」ではありません。承認とは、相手についてのあなたの今の気持ちを伝えることです。相手の成長や変化を、あなたのあるがままに感じたことを言葉にすることです。

部下は、見守ってくれる上司から承認して欲しいと思っています。部下は、

「よくやっているね」

「頼りになる」

「期待していますよ」

と肯定的に承認されれば、その言葉だけで前向きな気持ちになります。

しかし、承認とは、プラスの表現だけでなく相手をあるがままに感じたことを言葉にするということです。たとえば、「ちょっと不安だな」「惜しい」といったマイナスの表現も承認にあたります。

【ポイント2】相手への「プラスの気持ち」

あなたはその相手を受け入れていますか？

相手への感謝。相手への信頼。相手を褒めたり、励ましたいと思う気持ちを持って接していますか？

「プラスの気持ち」と言われてピンとこなければ、まず、相手の感情や気持ちに共感することだ、と言い換えましょう。

たとえば、

「大変だったね」

「そりゃ頭にくるよな」

「悲しいよね」

「良くわかるよ」

など、相手がどのような心理状態で話しているかを理解するためには、たとえ結論が決まっていることでも、共感から会話を始めるべきです。結論を真っ先に提示するような展開は避けなければなりません。

もしあなたと部下とのコミュニケーションが上手くいっていないのであれば、逆に、あなた自身が部下にとって受け入れがたい存在として印象づけられている可能性があると考えるべきでしょう。

受け入れがたい存在から抜け出るためにも、この2点は重要なポイントだと思います。

「受け入れがたい」という感情を溶かすペーシング

―「私はあなたと異質ではない」ということを伝える

あなたのことを受け入れがたいと思っている部下と、改めてコミュニケーションをとるために必要なスキルが「ペーシング」です。ペーシングとは、部下や周辺の人に対して「私はあなたと異質ではない」というアピールをするスキルです。言葉や態度、声、服装、表情、姿勢などもそこに含まれます。ここではペーシングのポイントを８つあげていきます。

①服装

院内で決められている、プロフェッショナルな職種としてふさわしい服装をします。

②話し合いにおける相手との対し方

態度によっても相手への気持ちは伝えることができるでしょう（１０３～１０４頁も参照）。

③話し方

相手の声やトーンに合わせること。相談者がテキパキとした話し方であれば、こちらもテキパキと話すのです。同調する行動は、相手に信頼感を与えます。

④「クッション言葉」の使用

相手の希望に添うことができない時や、何かをお願いする時、こちらの謙虚な気持ちを伝えてワン・クッション置くことで、相手に対する衝撃を和らげる効果があります。

⑤わかりやすい表現方法で

専門的な用語はできるだけ避ける。

⑥真摯な態度で接する

相手が安心してコミュニケーションできることを考えれば、前提条件でしょう。

⑦リフレイン

たとえば「なるほど、君は……と思ったんだ」と相手の話のキーフレーズを繰り返します。

⑧話を要約する

相手が話している内容を時どき要約します。自分の理解度を相手に伝えつつ、その内容をも確認するのです。たとえば「……と理解したけど、まちがいない？」といった具合です。

クッションことばの例（患者さんに対して）

「誠に恐縮ですが、
本日の診療は終了させて
いただきました」

「申し訳ございませんが、
もう少々お待ちいただけますか」

「あいにく、○○○○は
ただ今席をはずしております」

「失礼ですが、
お名前をうかがっても
よろしいでしょうか」

「お手数ですが、
こちらの用紙に
ご記入いただけますか」

「おさしつかえなければ、
わたくしがご用件を承ります」

「いつもお世話になっております」

「申し訳ありませんが、
こちらにお越し
いただけませんか」

「よろしければ、
こちらでご用件を承ります」

「ご面倒ですが、
先に受付をお願いいたします」

「お忙しいにもかかわらず、
お越しいただきまして
ありがとうございます」

4 コーチングの原点としての「思いやり」

──部下指導成功のいちばんの鍵

さて、本章の最後です。

コーチングについてもう一度整理してみましょう。

コーチングとは、「相手の自立をサポートするための管理手法のひとつ」です。たとえば、職場で発生した問題の原因をさぐり、今後の課題を明確にし、解決していく道すじを自ら見つけさせること。

これは、何も特別な技術ではなく、元来人間が営々と行ってきた行為だと思うのです。つまり人を育て、能力を最大限に引き出しつつ、自信を持った一人前の仲間にする方法なのです。あまり「方法」ばかりにこだわらずに、部下と接してください。**コーチングの根底にあるのは、「相手に対する思いやり」**だ、と私は考えているからです。

部下に対する思いやりがなければ、コーチングは成立しない

私がコンサルタントをしているある病院でこんなことがありました。

患者さんからクレームをつけられる特定の看護師さんがいました。接遇委員会でも問題にな

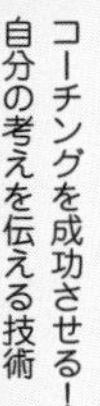

っていました。

「なぜ、あなたは患者さんに対して思いやりがないの？」「なぜきちんとした対応ができないの？」と、主任は注意します。その時は「すみません。気をつけます」と言うのですが、また同じことを繰り返しているというわけです。

ある日の会議で、またもや彼女の話題が出ました。その時委員のひとりがこんな発言をしました。

「彼女がなぜできないか、ではなくて、できない原因が何なのかを全体の問題として考えるべきではないでしょうか？　これは彼女個人の問題でしょうか？　業務量が確実に増えていて、私も疲れている。多くの看護師がそうかもしれない。金属疲労じゃないけれど、いちばん弱いところに綻びが出ているのではないでしょうか？」と。

それまでは話の矛先はあの彼女に向い、いわば個人攻撃になっていました。そのままでは問題解決どころか、ひとりの貴重な戦力を失いかねなかったのです。

その後の会議では、看護師の業務のどこが問題なのか。患者さんに対して思いやりがないと指摘されるシーンは、たとえばどのような時なのか。それらを検討し、各病棟から情報を収集しながら業務改善を行うようになりました。

同時にその看護師さんに対して「どこが原因だと思うか？」「どのような時に患者対応が悪くなるのか？」ということについて、主任と徹底的に話をしてもらうようにしたのです。

実際にどのように改善されるかは、まだわかりません。

しかし、部下と接する時、「なぜできないか？」と指弾するのではなく、「何が原因だと思う？」と問いかけてみてください。個人攻撃に終わらないやりとりが生まれるはずです。

そして、部下を見て、少しでも良いところがあったら、褒めることが大切だということを忘れてはいけません。たとえ「患者さんが褒めていたよ」とか「委員会で良い発言したんだって」という一言でさえ、部下はうれしいものです。

看護業務は「ミスがなくて当たり前」「上手くいって当たり前」の世界とされてきました。だから、職員はたとえ上手くいっても褒められず、当たり前のこととして考えられ、マイナスのことばかり言われ続けてきました。

そのような環境では、「目標管理だ」「コーチングだ」といっても上手く機能するはずがありません。日常の部下との弾んだ会話が、部下指導成功のいちばんの秘訣ではないでしょうか。

第7章

リーダーに求められる部下への注意の仕方

1 職場における日常的な注意の仕方
──上手な叱り方を身につける

リーダーの立場に就いたばかりの人ならば、怒る、叱る、注意するという自分の役割にまだ馴染めないことがあるかもしれません。

ごく日常的な問題設定を想定しながら、部下指導について考えてみたいと思います。

というのも、

「最近の若い方には、どのように指導すればわかってもらえるのかしら?」

研修を依頼されるとなれば、私は事前に病院に打合せに行くわけですが、そんな時、開口いちばんで聞かれることが多いのがこんな質問だからです。

若年層の行動について

先の章で述べた部下の自立の段階という尺度とは別に、ここでは年齢に基づく行動パターンのギャップについて付け加えておきましょう。

病院の職場には、育った環境や受けた教育も違う、20歳から60歳という、幅広い年齢層のスタッフが働いています。管理者の立場からすれば、とくに20代の若年層の行動が気になるもの

若年層の行動パターンと指導

思考・行動様式の特徴		指導の考え方
物事のとらえ方は感覚的	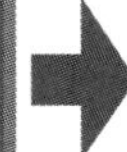	◎できるだけ可視化
言われたことはその範囲までは行うが、その後の行動は次の指示がない限り起こさない	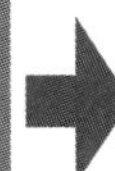	◎曖昧な指示ではなく、5W1H ◎指示の業務が終了したら報告することを指示
集団行動より、個人主義	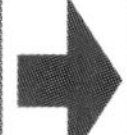	◎一人ひとり個別に指導 ◎WHYを明確にして話をする ◎個の意識が強いので「あなたのため」「キミのため」といったアプローチが必要 ◎少人数の単位で活動させる

です。

新人の看護師をどのように指導すればいいのか？　という誰もが直面する頭の痛い問題の処方箋として、若年層の行動パターンの特徴と指導の考え方を、3局面に分けて図解してみました（前頁の図参照）。

あなたがリーダーであるなら、本人の自立のレベルだけでなく、年齢についても合わせて関わる必要があるということです。相手によって指導する方法を変えることが、より良い部下指導の前提条件なのです。

そんな部下への具体的な接し方の原則として、以下の3点を必ず守るべきでしょう。

①どんな些細なことでも、部下が規律を乱した時はその時点で注意する
②注意する時、重要なことを言う時は、必ず別室で時間をとって話す
③依頼したこと、しなければならないことのチェックは、こまめに何回も実施する

2 「叱る」スキルはリーダーに不可欠！
—ただし、パワハラと受け止められないような「叱り方」を考える

リーダーの役割には、「人を育てる」という使命があります。しかし、看護の現場のスタッフには、色々な人がいます。もし、何かトラブルや実施した行動が違っていた場合には、スタッフに対して、行動について改善してほしい旨を、リーダーとして適切に伝えます。

看護の現場では、「叱る」ことをしてはいけない、人を育てるには「褒める」と言われている現場があるようです。

しかし、「褒める」というスキルをリーダーがどのように実行しているかで、褒められたスタッフはもしかしたら褒められる行動しかしないという結果になる可能性があります。

とくに、看護の現場では患者さんの生死にかかわる業務ですので、時には「叱る」というスキルがリーダーには必要です。

「叱ること」ではなく「叱り方」を考える

「叱る」という行動は、良くないと考えているリーダーは、もしかしたら、「過去に怒られて嫌な思いしかしたことがない」、「叱られることでいい経験をしたことがない」人かもしれませ

ん。

もしかしたら、「叱ったら病院を辞めてしまうかもしれない」「スタッフが嫌な気持ちになるのでは」と、叱った後のことで自分とスタッフとの関係が悪くなることばかり考えてしまうのです。

このような経験をしたことのある人は、「叱られた」のではなく「怒られた」のではないでしょうか。

叱り方によっては、スタッフ「パワハラ」と受け止められる場合もありますので、注意します。

リーダーとして、スタッフの育成のために叱ったつもりでも、スタッフは「怒られた」と感じる場合があります。そのように感じられないよう「叱る」と「怒る」の違いを知っておきましょう。

「叱る」には、スタッフの成長を促す目的があります。今後の看護に活かして成長してもらいたいという思いで、スタッフの「できていない点」や「改善すべき点」を指摘します。「怒る」は、ただ単に感情をぶつけるだけです。

「叱り方」のポイント

●1対1で叱る

叱る場合に、注意してほしいことがあります。まず、「人前で叱らない」ことです。人前で叱ってしまうと、叱られている人は「恥をかかされた」と感じてしまいます。たとえ、その叱った内容が間違っていなくても、叱った人は、きっと叱られた内容より「恥をかかされて恥ずかしい」という思いをしたことだけが残ってしまいます。

しかし、患者さんや周囲の人、スタッフ自身の安全を脅かすようなミスは、その場で気づいてもらわないといけない場面では、その場で叱ることが必要です。

そうでない状況でない場合は、人前で叱らないように注意します。

●叱ることは一度に1つに絞る

叱ることは1つに絞ります。複数の内容で叱ると、叱られている本人は、何について叱られているかがわからなくなります。

叱る時は、何をしたのかという事実と、行動のみを冷静に伝えます。

たとえば、患者さんから家族に伝えてほしいという要望があったことを、申し送り時にA看護師が伝え忘れて、患者の家族から師長に電話でクレームがありました。

その時、リーダーのあなたならどのようにA看護師に指摘しますか。もちろん、申し送り時の人前では指摘はしません。

①Aさん、患者さんの家族からこんな簡単なことでクレームが入って、私は師長から今後このようなことが起こらないようなんとかしてほしいと言われたの。何とかして。

その際のAさんの反応は、「すみません。今後気を付けます」という反応が予想されます。何とかしてとリーダーに言われても、Aさんは具体的にどのようなクレームなのかという事実は知らされておらず、簡単なこととしか言われていません。「簡単なこと」という認識がAさんにはあまり重要なことと思われていない可能性があります。

しかし、次のような叱り方だったらどうでしょうか。

②Aさん、〇日前に受け持ちの患者さんから、退院後の生活や住む場所などについて相談があるので、ご家族に至急連絡してほしいとの要望があったことを、申し送り時に記録を記載しなかった点について、師長さんにクレームの電話が入っています。

いつもきちんとしているAさんの行動とは思えないのですが、〇日前、何かありましたか。

●叱る際に自分の気持ちを伝え、叱るスタッフに「どう思いますか」と質問する

叱る際に自身の「気持ち」を伝えます。気持ちを伝えることにより、叱られたスタッフは、

自分のしたことを冷静に理解し、リーダーが自分のことをどのように思っていたかもロジカルに受け止めることができます。

その後、「どう思いますか?」と聞きます。

叱る側の気持ちがわかると、叱られた側はそのような気持ちをリーダーにさせてしまったことに対する反省が生まれます。

この時、何かあれば説明するはずですので、その内容を聞きます。

●ミスのない行動をするにはどうすれば良いかを一緒に考える

その後、もし同じような場面があった場合の対策などを話し合うことができます。叱られた側は、どのような場面で何が起こったか、そのことでどのような結果になったのかを冷静に受け止めることができるように叱ることが大切です。

改善策が一緒に考えられるということは、誰かにやらされるのではなく自分で考え、改善するための行動に変化することができます。

●今後の期待を伝える

今後の行動に活かすよう改善策を考えられて、それを実行しようとする決意が語られたら、リーダーとして今後の期待を伝えます。

例えば、「今後も患者さんからより信頼される看護師になれると期待しているので、少しずつでも良いので……」という伝え方をします。

●叱るからコーチングへ

叱った後に改善行動が見られれば、それ以降もフォローしなくてもよいということではありません。スタッフは、リーダーから見守られることで、安心して仕事に取り組むことができます。

叱る必要がなくなれば、次の段階としては、さらにモチベーションを向上させるコーチングへと切り換えます。

3 正しい言葉遣いを浸透させる
―敬語の使用が信頼につながることを教えよう

さて、積み残しが気になるからか、どうしても論点が多岐にわたってしまいます。次にこの章でとりあげたいのが日本語、とくに敬語の問題です。

新人看護師や受付の職員の患者さんに対する言葉がどうもおかしい。声だけしか聞こえてきませんが、どうやら患者さんはご年配の方のようです……そんな場面はもはやうんざりするほど経験したのではないでしょうか？

敬語を正しく使えないと、そもそも社会人としては失格です。院内で仕事をスムーズに進め、職場内や、外来者の方とのコミュニケーションを密にし、より良好な人間関係を築くためにも、相手に対する「思いやり」をあらわす敬語の使用は避けては通れないことは言うまでもありません。

最近では、看護の場面や診察場面での医師や看護師の言葉遣いについて、投書などで苦情がたくさん寄せられているようです。

正しい言葉遣いとは、まずもって敬語が使えるということです。自分の使っている敬語が正しいかどうか、あやふやなまま使い続けているスタッフは多いものです。入職時に簡単に教わったただけで、その後改めて敬語の使い方を身につけようとしている人がどれだけいるでしょうか？　院内で、日常で、私たちが相手に対して正しい敬意表現を使えるということは何を意味するでしょうか。私は以下の3点をあげたいと思います。それは――

①相手の人格や立場を尊重することができる
②相手の自尊心や優越感を守ることができる
③人に接する時の「けじめ」を持つことができる

ひと言でいえば、適切な敬語の使用は、信頼に足る人間であることを、相手に示すことになるのです。

部下にそれを教えるためには、まず、あなた自身が正しい敬語を身につける必要があるのではないでしょうか。

敬語の3種類を身につける

敬語には、丁寧語、尊敬語、謙譲語の3種類があります。それぞれ相手に応じて使い分けるものですが、敬語の種類と使い方を説明しましょう。

２００８年の春、文部省より敬語を5種類に分類するという方針が出ていますが、ここでは従来の分類にしたがって説明を加えます。

①丁寧語

相手に対して敬意をあらわし、丁寧な言葉を使います。「～です」「～ます」、頭に「お」「ご」をつける。

②尊敬語

目上の人やお客様に対して、尊敬をあらわす言葉を使います。「～れる」「～られる」「お～なる」→「お身体」「ご出席」「来られる」など。

③謙譲語

自分に関係のある物事について、相手に対して、へり下る言葉を使います。「お～する」「お～いたす」「～させていただく」→「いただく」「頂戴する」

尊敬語や謙譲語には、元の言葉を言い換えてしまう方法があります。

たとえば「言う」は尊敬語で言い換えると「おっしゃる」となります。これは最上級の表現になります。覚えておくと便利でしょう。敬語は、普段から言い馴れていないと、不自然になりがちです。日頃、職場の中でも敬語を話すトレーニングを心がけましょう。

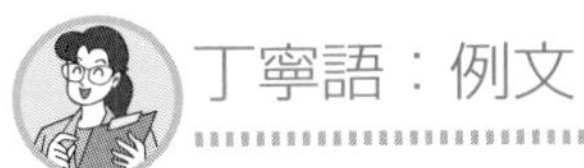

丁寧語：例文

普通の言い方	例　文
わかりました	○科長への伝言ですね。かしこまりました。 ○こちらで発注してもよろしいのですね。承知致しました。
あります・ありません	○自動再来受付機はこちらにございます。申し訳ございません。 ○できません。申し訳ございませんが私にはできかねます。 ○その質問にはお答え致しかねます。
いいですか	○こちらでお待ちいただいてもよろしいですか。
聞いています	○その件でしたら伺っております。
どうしますか	○次回の予約はどうなさいますか。
どうですか	○お体の具合はいかがでしょうか。
そうです	○さようです。さようでございます。
すみません	○私の申し送り不足です。申し訳ありません。（申し訳ございません。）
誰ですか	○失礼ですがどなた様でいらっしゃいますか。

尊敬語と謙譲語：例文

言　葉	尊 敬 語	謙 譲 語
見る	こちらをご覧になって下さい。	私も拝見致します。
言う	そのようなことはおっしゃらないで下さい。	私から申し上げます。
聞く	こちらの件につきましては受付でお聞きいただけますか?	その件について伺ってもよろしいでしょうか。 その件は私が承ります。
する	こちらの用紙に記入なさって下さい。	そのようなことは私が致します。
いる	そちらにいらっしゃるのは○○さんではございませんか。	私がおります。
来る	本日○○様がお見えになります。	私が参ります。
行く	明日はどちらへいらっしゃるのですか?	本日、部下の○○が伺いますのでよろしくお願い致します。
食べる	昼食は召し上がりましたか。	私はいただきました。
逢う	これからお逢いできますか?	お目にかかれて光栄です。
やる	申込用紙にご記入下さいますか?	よろしければさしあげます。
もらう	こちらの書類をいただいてもよろしいでしょうか?	頂戴してもよろしいのですか。

4 後に尾を引かない「怒り方」の秘訣
―リーダーとしての感情コントロール術

管理者の中には、感情の起伏が激しく、スタッフを大きな声で叱る、時には怒鳴る人がいます。どうやら仕事に熱心で、情熱を傾けている人ほど、この傾向は強いようです。コミュニケーションを円滑にするためには、まず自分を冷静に保つことが必要です。つまり、あなた自身の感情のコントロールが必須となります。

しかし、一般に「コーチング」の研修を受講すると、感情をあらわにせずに冷静にスタッフと対応するように、と教えられますが、感情を「コントロールすること」は、感情を「おさえること」とイコールではありません。

感情的になることは悪いことなのか?

感情を無理に我慢して話をしていると、あなたが言いたいことがきちんと受け取られない可能性があります。皮肉程度にしか聞かなかったり、おかしな誤解をされないように、怒る時は本気で怒ったほうが良い、というのが私の考えです。

乱暴なことを言うようですが、あなたの個性をつぶし、スタッフに対して遠慮しているように受け取られるという意味で、マイナス要素のほうが多いのではないでしょうか。

またスタッフの中には、大きな声で言われないと注意されていると感じない人もいます。スタッフの行動が規則に反していたり、ダメージを及ぼす可能性が高い場合は、大きな声で怒り、注意することを私はお勧めします。自分の情熱を、きちんと示すべきです。

もちろん、スタッフを注意する場合、あなたの日常の勤務態度が誠実であることは大前提となります。もしあなたの勤務態度がいい加減だとすれば、大きな声で部下を怒る資格などありません。誰もがあなたの勤務態度を認めていなくてはいけない、ということを肝に銘じておくべきです。

感情的になることの問題点

感情的になることを無理におさえる必要はない、というのが私の考え方ですが、感情的になってしまった時、どのような問題が起きるかはきちんと把握しておくべきだと思います。

①冷静な対応ができなくなる

怒りや苦しみといったマイナスの感情が絡むと、冷静な判断ができない、理路整然と話をすることができなくなる可能性が高くなります。

②二次的問題を引き起こす

具体的に言えば、上司の怒りが長引けば、職場環境が悪くなります。そのことは、スタッフ同士の人間関係にも悪い影響を与えるでしょう。

③本質的な問題解決ができなくなる

あなたが冷静に判断できず、またスタッフも冷静に指示を受けることができない状態ともなれば、お互いに「感情的になられた」という意識だけが残ります。そして問題の解決は遠のくばかりです。

私は職場で「瞬間湯沸かし器」と呼ばれているほどです。怒る時は本気で怒りますが、それは長時間は続きません。すぐに冷静になり、スタッフと話し合います。

話し合う際は、大声で怒ったことを謝ることから始めます。怒鳴りっぱなしで後のフォローを忘れてはなりません。

スタッフには必ず、なぜ怒鳴ったか、その理由を必ず明らかにし、その意味が本当に伝わっているかどうかの確認を、時と場所を変えて行う必要があります。怒鳴るのは相手に対して期待しているからだ、ということを伝えてください。

「怒ってしまった」感情を、自分でコントロールすることがあくまで不可欠なのです。

感情をコントロールする方法については、次のようなことが言われています。

① 一呼吸置いてから話す
② 自分を客観視する
③ 先入観をなくす

それはどれももっともなことなのですが、常にそれを実行することはとても困難なことです。私が、リーダーであるあなたにもっとも気をつけて欲しいことは、「相手に甘えない」ということです。

たとえば、あなたの心のどこかにある「こいつならわかってくれる」「言わなくてもわかってくれる」という考えを捨てて欲しいのです。小さな組織であればあるほど、スタッフと一緒に過ごす時間は長くなります。その間、仕事のことから個人的なことまで、さまざまな話をするでしょう。

そのため「スタッフのことは何でもわかっている」また「スタッフも自分のことはわかってくれている」という錯覚、思い込みに陥ってしまうリーダーがたくさんいます。

でも忘れないでください。スタッフはあなたと仲良くなりたくて仕事をしているのではありません。何らかの「自己実現」のために働いているのです。そうした事実を、ビジネス目線で冷静に見つめなければならないのです。「相手に甘えない」ということこそ、自分の感情をコントロールするための、第一歩だと私は思います。

5 看護リーダーに求められるファシリテーションスキル

―チーム内の問題解決からコンセンサスを得るために必要なスキル

リーダーは、答えをすべて持っているとスタッフは思っています。しかし、看護の現場で起こる様々なことに対応できる知恵や能力は、リーダーよりスタッフのほうが持っているかもしれません。

スタッフからのアイデアや考えをみんなで話し合いながら聞くと色々なヒントがあります。そういう場を設定できる役割を担うのがファシリテーターです。最近、看護師のリーダーにもこのファシリテーターの役割が求められています。

リーダーとして、職場で起こる様々な問題を解決するためには、このファシリテーターに必要な「ファシリテーションスキル」を習得すると上手くチームを運営することも可能です。

問題解決をするためには、個人を対象とする場合とチームを対象とする場合があります。どちらも「自律的な問題解決を促す」という意味ではコーチングもファシリテーションも共通しています。

コーチングは、個人を対象として「自分の考えや行動を深く振り返ることで本人の気づき」で自律的な問題解決ができます。ファシリテーションは、「スタッフがお互いの相互作用で得られる気づき」で組織として自律的な問題解決ができます。

ファシリテーションの4つのスキル

①場のデザインスキル

会議や打ち合わせは「なんのためにするのか（目的）」「何を決定するのか（目的）」「参加者は誰か」「アジェンダと言われる、どのようなプロセスで進められるのか」という情報を共有します。また、参加者メンバーの意見の出やすい雰囲気づくりをするための事前準備を行います。

その準備として話し合いを進める時のグランドルールを決めます。例えば、「手を挙げてから発言する」といったルールや合意形成の方法を定めます。

②対人関係のスキル

傾聴や質問を通じて参加者全員が意見を言いやすい環境をつくります。話し合いの場では、ブレーンストーミングを実施します。ブレーンストーミングの最大の特徴は、「出てきたアイデアを絶対に否定しない」ことです。意見を言う場では、たまに相手の意見について否定的な意見になってしまうことがありますので、ブレーンストーミングではこの点を回避し、意見の言いやすい話し合いの場所になります。

③構造化のスキル

出た意見やアイデアの内容を整理しながら共有します。たとえば、似たアイデアをグループ化したり、対立するアイデアの論点整理をしたりしながら、議論をわかりやすく整理します。

④合意形成のスキル

構造化の段階では、全員の意見が一致していることはまず考えられません。それぞれの参加者とって、時には意見が対立している場合もあります。その意見をみんなが納得できる合意形成を図ります。目標とするゴールに向かって、できれば決定し、実行に移せるようにまとめていきます。

よく利用されるのは、「ペイオフマトリクス」を使って、アイデアの選択をします。ペイオフマトリクスとは、「効果」と「実現性（実行コスト）」の2つの軸で構成されるマトリクスを使ってアイデアの選択をするためのフレームワークです。ペイオフマトリクスは、チーム内で何か改善する場合、リーダーとしてファシリテーションのスキルを使ってチームでミーティングし、改善のアイデアを実行に移すために有効なツールです。

6 たった1人、2人のわかりあえる部下を見つける

―リーダーとしてのチーム管理術

「コーチングの重要性は良く理解しています。スタッフの話を良く聞き、気持ちを知ることは、リーダーとしてとても重要なことだと思います。

しかし、日常業務をこなすだけで余裕がないばかりか、目標数字をも達成しなければなりません。チーム全体を見渡し、スタッフそれぞれに対応することは実際には不可能です」

現場からはそんな声が聞こえてきそうです。身を削るような忙しさの中で、数多くのスタッフにもれなく目を配り、相対することは難しいことでしょう。事情はよくわかります。

しかし、あなたがリーダーであるならば、コーチングを実施することなく、チーム全体をそのまま放置するということを結論にしてはならないはずです。

では、どうすればよいのでしょうか?

あなたの「人間性」を理解できる部下はいますか?

唐突かもしれませんが、ここで、ソフトブレーン(株)の宋文洲元会長と、アサヒビールの福地茂雄元会長の対談の一部を引用します(宋文洲元会長のメルマガ、2005年7月1日号より)。

福地　「『交通ルールを守ろう』と言っても、守らない人は守りません。『経営理念を守りましょう』と言うだけでは、同じことですよ。『交通ルールを守る』とはどういうことか。要は、車は左側を走り、人は右側を歩くことが癖になったらいいんです。しつけて、癖にする。最終的にCSR（Corporate Social Responsibility＝企業の社会的責任）が企業風土にならないとダメなんです」

宋　「わからない人にわからせるには、細かいことを一人ひとりに、いちいち言わないと直らないとなると、ますますマネージャーの人間性が重要になる」

福地　「ラグビーのナショナルチームのメンバーだった先輩がいます。彼が社会人チームの監督の時、『監督でもフィフティーン全員は見られない。会社の現場組織の長でも、一五人全部は見られないから、本当に信頼する一人か二人を見つけろ。おまえが信頼する二人が、同じように信頼する二人を見つける。だからおまえを理解し、方向性を理解してくれる人間をまず二人つくれ』と言われました。まだ私が課長になる前のことです」

宋さんは、「わからない人にわからせるには、細かいことを一人ひとりに、いちいち言わないと直らないとなると、ますますマネージャーの人間性が重要になる」とおっしゃっています。

私は、このことがまさにコーチングの本質だと思っています。

一方、福地会長は「本当に信頼する一人か二人を見つけろ」と受けています。

この示唆をスタッフ全体に目を行き渡らせるヒントとして、より実践的に考えてみましょう。

たとえばあなたの部下が3人未満だったら、自分の責任で部下全員と対すべきでしょう。

5人であれば、あなたの「人間性」をきちんと理解する人を、その中に必ずひとり見つけてください。

そして、それを1単位として、10人の職場であれば2チーム、という風に、5人程度のユニットをつくることで、全体を管理していけばいいわけです。

職場のルールづくりの重要性

ユニットのつくり方はさまざまですが、そのためにはチームの方向性を明確にすることが必要不可欠です。あなたの考え方を明確に反映したルールづくりを、徹底的に行えば良いでしょう。

交通規則のように誰でもわかるようなルールをです。それは、「患者満足度向上のために頑張ろう」といった曖昧模糊としたスローガンでは意味がありません。

スタッフ個人個人の基準が違ってくるからです。

たとえば——

《患者満足度向上の行動基準について》

① 明るい職場をつくるために、元気な挨拶をしよう

②始業15分前に行動計画を発表する。（重篤な方、昨日入院した方を優先的に病室を巡回する等）
③「おはようございます」という声がけをして、暗い人には「どうしたの？」とさらに声がけをする
④清拭の予定と目標の明示
⑤退院される方へ、退院後のケアの説明と喜びの気持ちを伝える

このように、考え抜くことでできあがったルールを、各リーダーに実行させるのです。もしチームが、目指す方向性から逸れて進んでしまった場合、その原因を仲間と一緒に考え、原因として考え得るあらゆる可能性をあぶり出します。そのあぶり出しの方法のひとつが、質問を活用すること。そして次に重要となってくるのが、それを回答を聞く力と言えるでしょう。現場においてコーチングを行うためには、以上のような具体的な工夫が、すべてのリーダーに求められるのです。

リーダーになりたての方には、まだ実感も持てない、それになんとも難しいことのように思えるかもしれません。しかし、スタッフへの対し方の基本は、常に明るく元気な挨拶から始まります。つまり、誰でもできることからそれは始まっています。

あなたがそれをもしできていなかったら、今の今からそれを実行すればいいだけなのです。

第8章
コーチングスキルを磨く「対話の技術」事例集

1 患者優先ではなく業務優先に陥った応対に接して

《問題設定》

月曜日の午前のことでした。総合受付担当の女性スタッフ・吉田さんは受付を済ませようとする患者さんの応対に追われていました。月曜日の午前は受付がとても混雑する時間帯です。ひっきりなしにやって来る患者さんに対して、吉田さんが粗い言葉遣いをしていることに広川課長は気づいたのです。

そこで、広川課長は午後の診療開始前に吉田さんを応接室に呼び出して、午前中の受付での言葉遣いについて、注意をしようとしています。

《改善前》

広川課長「吉田さん、さっきの患者さんへの言葉遣いは良くないですよ」
吉田職員「そうですか。午前中はとても忙しいので、気持ちに余裕がないんです」
広川課長「忙しいのは吉田さんだけではないでしょう」
吉田職員「それはそうですが……私なりには精一杯やっています」
広川課長「では、吉田さんは患者さんの立場に立ってサービスを提供していますか?」

吉田職員　「はい。そのつもりです」
広川課長　「だったら気持ちに余裕がないからといって患者さんに丁寧な言葉で話せないというのはおかしいですね。もっと患者さんの気持ちを考えてください」

吉田さんはすでに数年の勤務を経て、基本的な応対スキルを習得しているスタッフのうちのひとりです。

しかし、吉田さんは自分自身の業務を処理することばかりを優先しているようです。「忙しい」を理由にして、あくまで患者さんの立場を優先して業務にあたる、という初心をどこかに忘れてしまっているのです。

どうすればその点に気づかせることができるでしょうか？

このやりとりでは、残念ながら広川課長はその問題を喚起することができていません。表面的な「注意」で終わっている点に難があります。なぜ余裕がないと粗雑な言葉遣いになってしまうのか？　どうすればそうせずにすむのか、といった問題と対策を、吉田さん本人に考えさせるきっかけを与えていません。

《改善後》

広川課長　「吉田さん、さっきの患者さんへの言葉遣いは良くないですよ」
吉田職員　「午前中はとても忙しいので、気持ちの余裕がないんです」

広川課長「そうですか。確かに、午前中は患者さんも多いし、とても忙しいですよね」
吉田職員「そうなんです。忙しくてつい事務的な言葉遣いになってしまうんです」
広川課長「でも、吉田さんは言葉遣いが良くないということには気づいていたんですね？」
吉田職員「はい。まずいなあとは思っていたんです」
広川課長「まずいと思っていたんですね？」
吉田職員「感じていました」
広川課長「感じていたのなら、患者さんがどう思っているかわかりますね？」
吉田職員「はい。今後は忙しい時にも、自分本位で考えずに対応したいと思います。課長、ご心配をおかけしました」

《**解説**》

ここで広川課長は、吉田さんの業務が多忙で、時間に追われている現状について、まず共感を示しています。共感が示されたことで、吉田さんも自己防衛的ではなく、素直に自分が感じていたことを話すことができたようです。

広川課長は、誰のためにその業務を行っているのか、ということに気づくように話を進めていき、吉田さん本人の口から答えを引き出すことに成功しています。

2 部下の目標管理を行うための面接で

《問題設定》

今まで、病院には個人が仕事上の目標を設定し、計画を立て、実行し、評価するというプロセスは導入されていませんでした。しかし、最近は、目標管理（MBO：Management by Objectives through Self Control）を導入する病院が増えてきました。

池田師長の病院でも目標管理を実施することになり、部下である田中看護師の目標の設定について面接をすることになりました。

《改善前》

池田師長　「田中さん、お疲れさまです。早速だけど、田中さんの今年度の目標は何だったか教えてくれる?」

田中看護師　「はい。今年度の目標は、『外科外来の業務をきちんと行い、事故を起こさない』ということです」

池田師長　「そうですか。それは外来にとってとても役に立つ目標だわ」

田中看護師　「はい。私も勤務していて業務がスムーズに流れていないような気がしているも

池田師長　のですから」

田中看護師「そう。田中さんがそう感じているのであれば、業務がきちんと処理されていないかもしれないわね」

池田師長「そう思うんです。だから患者さんに対しても不便をかけているように思います」

田中看護師「わかりました。田中さん。ぜひ、その目標に向かって頑張ってくださいね。期待しているわ」

池田師長「ありがとうございます。頑張ります」

目標管理における「目標」は、より良い仕事をして、職業人として自己成長するために各人が主体的に設定するものです。上司には部下のその過程をコーチングでサポートしていくことが求められています。目標管理を行うための面接では、その目標を達成させるための具体的内容・スケジュールを決定させる必要があるでしょう。

池田師長は良い目標であることを褒めるだけで、どのようにすれば田中看護師が自分の立てた目標に具体的に近づけることができるか、ということについてはいっさい助言をしていません。

《改善後》

池田師長　「田中さん、お疲れさまです。忙しい中時間をとってもらってありがとう。早速だけど、田中さんの今年度の田中さんの目標を教えて欲しいのですが」
田中看護師　「はい。今年度の私の目標は『外科外来の業務をきちんと行い、事故を起こさない』ということです」
池田師長　「そうですか。外科外来の業務をきちんと行い、事故を起こさないという目標ですね」
田中看護師　「はい。そうです」
池田師長　「外科外来の業務をきちんと行うということは、具体的にはどのようなことを考えていますか」
田中看護師　「そうですね。現在の外来は人が辞めて入れ替わったばかりで上手く処理ができていないのです。だから、マニュアルを再度見直して、業務を実施したいと考えています」
池田師長　「そうですか。マニュアルを見直して業務を実施したいのですね」
田中看護師　「はい。そうです」
池田師長　「わかりました。ところでマニュアルを見直したいことはわかったのですが、期限など目処はつけていますか？」
田中看護師　「なるべく早く見直したいと思っています」
池田師長　「とても良いことですね。それは、いつ頃の予定ですか？」

田中看護師　「はい。なるべく早くと思っています」
池田師長　「そうね。早いほうが良いわね。できれば、具体的に教えてもらえると私も田中さんの応援ができるのだけれど、どうかしら」
田中看護師　「そうですね。池田師長が応援してくれるのでしたら、早く実現できそうです。ちょっと忙しくなるかもしれませんが、今の目標を来年3月までに実現できるように、具体的に修正したいと考えています。まずは、今月末までにマニュアルを修正して提出します。もし、また何かわからないことがあれば、相談させてください」
池田師長　「田中さん、業務も忙しいでしょうが、頑張ってください。私はいつでも相談にのります。声をかけてくださいね」

《**解説**》

田中看護師の目標の設定は抽象的でした。師長には目標を具体的に設定させること、つまり実現を促すための助言が求められています。ここでは、期待を示すことでモチベーションを高めながら、目標達成の具体的な方法を問い、スケジュールまで設定させています。

3 初めてリーダーに任命された部下の不安を解消する

《問題設定》

佐藤看護師は、病棟間で見舞い客の受け入れ体制が違うという問題を改善したい、と池田師長に進言してきました。そこで、池田師長は佐藤看護師を、見舞い客受け入れの院内ルール統一のための病棟業務委員会リーダーに任命しました。
しかし、初めてのリーダー任命に、佐藤さんはなぜか消極的なようです。

《改善前》

池田師長　「佐藤さん、あなたに業務改善委員会のリーダーになって欲しいと思っているの」
佐藤看護師　「師長、私がですか。リーダーになるなんて、無理ですよ」
池田師長　「あなたしかいないのよ。ぜひお願いしたいの」
佐藤看護師　「お話、とてもありがたいのですが、日常業務で手一杯なんです」
池田師長　「あなただけが忙しいわけじゃないでしょう。それにあなたは8年も看護師として勤務しているのだから、大丈夫よ」
佐藤看護師　「いや無理ですよ。勤務年数が長いだけですし、私でなくても一緒に働いている

池田師長　木村さんも8年ずっと一緒にやってきているので、木村さんのほうが適任です」

佐藤看護師　「木村さんじゃなくてあなたにお願いしたいの。引き受けてちょうだいね。お願いしたわよ。それじゃ」

「池田師長、ちょっと困ります」

初めてリーダーになる不安を感じている部下の心の状態を顧みない、あまりに一方的な任命の仕方です。佐藤看護師の当惑した顔が目に浮かぶようです。

《改善後》

池田師長　「佐藤さん、業務が忙しい中、時間をあけてくれてありがとう。この病院に勤務して8年になりますね。いろいろと病棟業務について提案をしてくれて、いつも良く気がつくなあと思っていました。今日、時間をとってもらったのは、業務改善委員会のリーダーになって欲しいと思っているからです」

佐藤看護師　「師長、私がですか。リーダーになるなんて、無理ですよ」

池田師長　「以前から業務について、時どき提案をしてくれていたでしょう。いつも、私が気がつかないことを提案してくれて、とても助かっているのよ」

佐藤看護師　「ありがとうございます。日常業務の中で不便だなあ、と思っていたことを提案しただけですから、誰にでもできることですよ」

池田師長　「でも、今までのノートの記載では、誰がお見舞いに来たかがわかってしまう。プライバシーが守れないから記載方法を変更してはどうか？　と提案していたじゃない。今まで、ずっとそのやり方で不便がないからそのままにしてきたんだけど、個人情報保護の観点から考えると確かに問題があったのよ。それに気づかせてくれたことに、とても感謝しています」

佐藤看護師　「そうですか。そのように思っていただいてうれしいです」

池田師長　「あの提案の後、病棟の何名かでお見舞い客の入室カードの原案作成をしてくれたでしょ。責任者会議で提案して、今月から変更することになりました。他の病棟の人も気づいていたようだったけれど、具体的な提案まではならなかったそうよ。佐藤さんの提案を実現することができたので、私としてもうれしかったわ。まずは日常業務の中で気がついた小さなことを改善委員会のメンバーと一緒に提案してもらえばいいのよ」

佐藤看護師　「はい。でも、この前は病棟内の気心の知れた人たちだったので上手くいったと思うのです」

池田師長　「そう。確かにいつも看護を協力している病棟内の人でしたね。でも、佐藤さんはこの病院で8年勤務しているわよね。他の病棟の人たちとも看護研究などで協力してましたよね。今回もその一部の人が入ってますよ」

佐藤看護師　「そうですか。確かにこの病院に8年勤務しているので、同期も以前お世話になった上司もいるので、まったく知らないというわけではないですね。でも、私がリーダーとなって委員会の運営ができるのでしょうか。とても不安です」

池田師長　「そうですね。初めてのリーダーは不安になりますよね。最初は、サブのリーダーとして、昨年のリーダーの方にもついてもらうようにお願いしています。佐藤さんに不安があれば、相談できる体制を整えますよ」

佐藤看護師　「そうですか。私ひとりで初めから全部するということではないのですね」

池田師長　「はい。相談できる体制は整えると約束します」

佐藤看護師　「わかりました。最初は上手くできないかもしれませんが、とにかくやってみます」

池田師長　「そうですか。ありがとう。何か困ったことがあったら言ってください。できる限りのことは応援します。いつでも言ってね」

佐藤看護師　「はい。頑張ります」

《解説》

佐藤看護師の場合、病棟内の業務における課題を見つける能力は備っている、と池田師長は判断していますが、当人は初めてのリーダーという役割が不安なのです。そこで、いきなり佐藤さんひとりをリーダーにするのではなく、経験者にサポートさせるという体制をとりました。不安の原因を具体的に解消する方法を提示されたことによって、佐藤さんはリーダーという役割を積極的に引き受けることができたのです。

4 一緒に仕事をしている仲間との不和の悩み

《問題設定》

「実は話があるのですが……」池田師長のもとに、入職3年目の中川看護師がやってきました。病棟内でも真面目で明るく、患者さん受けの良い看護師です。池田師長が期待している人材のひとりだったのですが、思いもよらない退職の申し出でした。

《改善前》

池田師長　「中川さん、今日はどうしたの。何か話があると言ってましたね」
中川看護師　「池田師長、私この仕事に向いていないようです。辞めたいと思っています」
池田師長　「えっ。何かあったんですか」
中川看護師　「いいえ。別に何もありません」
池田師長　「理由を教えて」
中川看護師　「はい。業務が忙しいので私には処理できる能力がないんです」
池田師長　「そうなの。忙しいんだったら誰かに手伝ってもらえばいいんじゃない」
中川看護師　「みんな忙しいので、そんなこと頼めません。無理です」

池田師長　「そんなことはないわ。中川さん、誰かに頼んだことがあるの？」
中川看護師　「いえ。ありません」
池田師長　「やってみないとわからないわ。一度頼んでみなさい。きっとやってくれるから」
中川看護師　「はい」
池田師長　「もう一度良く考えて。あなたには期待しているからね」

中川さんがなぜ辞めたいのか。その本当の理由をさぐり出すことができていません。「忙しい」ことだけが退職の理由になるとは考えにくいでしょう。

《改善後》

池田師長　「中川さん、今日はどうしたの。何か話があると言ってましたね」
中川看護師　「池田師長、私この仕事に向いていないようです。辞めたいと思っています」
池田師長　「そうですか。辞めたいのですか。仕事に向いていないと思ったのですか」
中川看護師　「はい。残業しないと業務が上手く処理できないんです」
池田師長　「残業しないと業務が処理できないのですか。誰かに手伝ってもらえないの」
中川看護師　「はい。無理なんです」
池田師長　「そう。無理なんですか。それは大変ね。同じ病棟で働いている人に声はかけてみたの？」

中川看護師　「……実は、同じ病棟に働いている同僚の中に性格の合わない人がいるんです。時間に追われてすごく忙しいし、雰囲気も悪いし」

池田師長　「時間に追われて忙しいのね。大変だったわね。それで、病棟で一緒に仕事をする仲間と性格が合わないんですか」

中川看護師　「そうなんです。仕事のことでわからないことがあっても話ができないんです」

池田師長　「そう、話をしないのですか」

中川看護師　「その人との雰囲気がだんだん悪くなって、仕事も自分ひとりでするので忙しいのです。もう耐えられません」

池田師長　「そう、話もしないので雰囲気も悪くなってしまったんですか。仕事も中川さんだけでやっているのですか」

中川看護師　「そうなんです。ひとりで仕事をするのでいつも失敗しないか不安なんです。……でも、もう一度自分で考えてみます」

《解説》

池田師長は「大変ね」といたわりながら、復唱のスキルを使って話を聞いています。中川看護師は師長が自分のことを受け入れてくれたと思い、胸の内を池田師長に話すことができました。「一緒に働く同僚がいやだ」という感情が原因であることに気づかせ、なぜ辞めたいのか、再考するきっかけを池田師長はつくったのです。

5 今の仕事を続けるべきかを問われて

《問題設定》

池田師長は、中川看護師の辞めたい理由が「同僚の看護師との不和」であるとわかったため、同僚の山田看護師をヒアリングすることにしました。山田看護師は、中川看護師と以前は食事などにも一緒に行っていたようでしたが、最近では中川看護師だけではなく他の看護師ともコミュニケーションがとれていない状況です。

《改善前》

池田師長　「山田さん、お昼休みにごめんなさいね。たまには食事をしながら、近況を聞かせて欲しいと思ったの」
山田看護師　「はぁー」
池田師長　「仕事は忙しいですか」
山田看護師　「最近は、そうでもないです」
池田師長　「じゃ、職場でも一段落していろいろなことを相談できる環境になったわね」
山田看護師　「そうですね」

池田師長　「最近、中川さんとはよく話していますか」
山田看護師　「はい、話してます。中川さんが、何か言ってましたか」
池田師長　「いえ、何も。以前は、よく一緒にいるところを見たことがあったから、仲が良くて話をしているのかと思ったの」
山田看護師　「そうですか。以前と変わらないですよ」
池田師長　「そう」

池田師長はクローズド・クエスチョンで質問をしています。山田看護師は「はい」か「いいえ」といった答え方でしか返事ができません。解答は一見明解ですが、これでは、山田看護師が同僚に心を閉ざしている原因が何かを知ることは難しいでしょう。

《改善後》

池田師長　「山田さん、お昼休みにごめんなさいね。たまには食事をしながら、近況を聞かせて欲しいと思ったの」
山田看護師　「はぁー」
田中看護師　「昼休みとれてますか」
山田看護師　「はい。ここのところは、患者さんも安定しているので昼休みはとれています」
池田師長　「そうですか。それは安心したわ。でも、少し元気がないようだけど」

山田看護師　「そんなことはないですよ」

池田師長　「そう。でも昨日、検温時に病棟をのぞいてみたら、表情が暗かったような気がしたけど。患者さんと何かあったの？」

山田看護師　「いえ。患者さんとは何もありません。ただ、ちょっと寝不足なんです」

池田師長　「寝不足なの。それは良くないわね。病棟の勤務で何かあったの？」

山田看護師　「いえ、何もありません……実は、仕事のことでちょっと悩んでいるんです」

池田師長　「もし、よかったら話してみない？」

山田看護師　「……はい。今の仕事をこのまま続けていいのかどうか、悩んでいるんです」

池田師長　「そう。仕事について続けるかどうか悩んでるのね」

山田看護師　「はい。そうなんです。今の病棟は、整形外科の看護が中心なんですが、入職した当初から将来は助産師になりたいと考えていたんです」

池田師長　「そう。助産師になりたかったの」

山田看護師　「はい。今の仕事もとてもおもしろいのですが、助産師にも興味があって、ここのところどうしようかと悩んでいたんです」

池田師長　「そうなの。だから元気がなかったのね」

山田看護師　「そうなんです。ご心配かけて申し訳ありません」

池田師長　「体調じゃなくてよかったわ。元気がないので、周りの人も心配していたみたいよ」

山田看護師　「そうですか。仕事中もあまりみんなとは、必要最低限度のことしかしゃべっていなかったから」

池田師長　「そうね。必要最低限度のことしかしゃべらないと、へんな誤解をする人もいるから、気をつけないとね」

山田看護師　「はい。そうですね。でも、きちんと将来のことを考えたいんです。池田師長、相談にのっていただけますか」

池田師長　「いいわよ。いつでも言ってくれれば時間はとるわ」

山田看護師　「ありがとうございます」

《解説》

質問の仕方を変えることで、山田看護師が実は、自分の将来について悩んでいることを察知することができました。具体的な問題解決には至りませんでしたが、持続的なヒアリングが必要になるでしょう。

これを契機に山田看護師が積極的に同僚と関わり合いを持つ行動をとるようになれば、コミュニケーション不足は改善されます。しかし、今までと変わらないようであれば、職場の異動等を考えるべきケースかもしれません。

6 看護業務の仕事の領域を認識させる

《問題設定》

鈴木看護師は、入職してまだ1年に満たない、今年4月から配属されたばかりの新人ナースです。ある日、病棟で看護している患者さんから、病棟の1階にある売店での買い物を頼まれました。鈴木さんは喜んで引き受けて、患者さんから感謝の言葉をかけられたのです。鈴木看護師は、うれしそうにプリセプターの田中看護師に報告しました。

《改善前》

鈴木看護師　「田中さん、患者さんから買い物を頼まれて、助かったと褒められました。とてもうれしいです」

田中看護師　「鈴木さん、買い物に行ったの？　ダメじゃない」

鈴木看護師　「何でですか？　患者さんが喜んでくれたんですよ」

田中看護師　「あなたは看護業務をどう思っているの。買い物は看護じゃないわよ」

鈴木看護師　「そんな。患者さんを助けるのは私たちの仕事じゃないですか」

新人ナースは、ベテランのように看護業務をこなすことができません。なんとか患者さんの役に立ちたいという思いから、ついこうした逸脱をしてしまうことがあります。看護業務とは何かを自覚してもらう良い機会ですが、鈴木さんの誤解を解く内容とはなっていません。

《改善後》

鈴木看護師　「田中さん、患者さんから買い物を頼まれて、助かったと褒められました。とてもうれしいです」
田中看護師　「鈴木さん、買い物だったのですか？」
鈴木看護師　「はい」
田中看護師　「鈴木さん、買い物を頼まれた患者さんは、確か自立を早期に、という方針で看護をすることになっていたかと思うのですが」
鈴木看護師　「はい。自立を支援する看護方針になっていました」
田中看護師　「さっきの鈴木さんの行動は、自立を支援する看護になっていましたか」
鈴木看護師　「うーん。あの時、患者さんがすぐに必要かと思ったので」
田中看護師　「患者さんには、急ぎだと確認はしたの？」
鈴木看護師　「いいえ。私が思ったんです」
田中看護師　「鈴木さんが思ったのですか。患者さんは急ぎではなかったかもしれませんね」
鈴木看護師　「そうかもしれません。でも、患者さんに私ができることをしたかったんです」

田中看護師　「気持ちはわかるわ。でも、私たち看護師の仕事は、患者さんの自立を支援するという観点から考えないといけないでしょう」
鈴木看護師　「はい。確かに患者さんの自立支援にはなっていませんでした」
田中看護師　「だったら鈴木さん、どのようにすればよかったですか」
鈴木看護師　「……そうですね。患者さんの買い物が急ぎかどうかを確認して、緊急であれば、田中さんに確認すればよかったです」
田中看護師　「そうですね。そのようなことがあったら事前に相談してね。もし、急ぎでなかったらどうしますか」
鈴木看護師　「急ぎでない場合には、少し待ってもらって、田中さんに連絡してから車椅子で患者さんに付き添って買い物に行きます」
田中看護師　「そうですね。次回はぜひそうしてくださいね。患者さんへのより良い看護のために相談しましょう」

《解説》

プリセプターである田中看護師は、新人ナースの気持ちを汲んだうえで、鈴木看護師のとった行動が、看護の立場から考えた場合、何が問題なのか。本来ならばどのように対応すべきだったかを自ら提案するように促すことで、鈴木さんの看護業務に対するモチベーションをむしろ引き上げています。

指示を待たず自分で考えて動けるようにする

《問題設定》

夕方5時から、院内の会議が開催される予定でしたが、鈴木看護師は、資料の準備方法について、同じ病棟の先輩・山口看護師から教わることになっていました。しかし、会議開始10分前になっても山口看護師は会議室に来ませんでした。

《改善前》

山口看護師　「鈴木さん、会議が始まるわよ。どうして会議の資料が準備できてないの?」
鈴木看護師　「えっ。教えると言われたので4時30分からここで待っていました」
山口看護師　「時間に来ないとわかったら、私にどうすべきか確認するのが普通でしょう」
鈴木看護師　「すみません」
山口看護師　「教えられるまで待っているなんて。あなた、何を聞いていたの。早く早く。私の言う通りにして」
鈴木看護師　「……」

山口看護師の言葉には、部下を指導するという意識が微塵も感じられません。「教えてくれるやさしい先輩」が「何も教えてくれない自分勝手な先輩」に豹変しただけのやりとりです。

《**改善後**》

山口看護師「鈴木さん、会議が始まるわよ。どうして会議の資料が準備できていないの？」
鈴木看護師「えっ。教えると言われたので4時30分からここで待っていました」
山口看護師「そう、待っててくれたの。私、連絡できなくてごめんなさいね」
鈴木看護師「あー。忙しかったですね」
山口看護師「そうなの、忙しかったのよ。もし、できたら鈴木さんが事前に準備してくれていたら、とても助かったわ」
鈴木看護師「そうですね。私も気がつかなくて、申し訳ありません」
山口看護師「私も事前に指示しておけば良かったわね」
鈴木看護師「今度からは私も事前に確認します。今後ともよろしくお願いします」

《**解説**》

患者さんに急変が起きることもあります。先輩だからといって、いつもやさしく教えられるとは限りません。鈴木さんのように指示の必要な新人看護師には、経験したことのない業務や状況が変わった場合の対応方法について、事前に確認しておく必要があります。

8 身だしなみを整えることの大切さを伝える

《問題設定》

病棟に新人ナースが配属されて3ヶ月。接遇委員から、中村看護師の身だしなみについて注意して欲しいという依頼が、プリセプターの田中看護師にありました。そこで、昼食時に中村看護師からヒアリングをすることになりました。

《改善前》

田中看護師　「中村さん、職場に配属されてようやく3ヶ月がたちましたね。学生から社会人になって環境が変わったけれど、身体は大丈夫？」

中村看護師　「はい。毎日が忙しいのと緊張で時間があっという間にたってしまいます」

田中看護師　「そうでしょう。新人の時は、みんな大変なのよ」

中村看護師　「はい。覚えることがたくさんあって、自分が何をしてるのか、わからなくなることもあります」

田中看護師　「ところで、あなたの髪の毛ちょっと長いかもしれないわね」

中村看護師　「えー、そうですか」

田中看護師　「同じ病棟の人からは、何も言われなかった？」
中村看護師　「いえ、何も」
田中看護師　「身だしなみは重要なの。明日は直してきてね」
中村看護師　「はい、わかりました」

「身だしなみ」はとても基本的なことですが、どの病院でもなかなか整えることができていないのが現状です。ただ「直せ」ではなく、身だしなみを整えることの意味を、一から納得できるように話さなければならないところです。

《改善後》

田中看護師　「中村さん、職場に配属されてようやく3ヶ月がたちましたね。学生から社会人になって環境が変わったけれど、身体は大丈夫？」
中村看護師　「はい。毎日が忙しいのと緊張で時間があっという間にたってしまいます」
田中看護師　「そうでしょう。大変よね。私も新人の時、中村さんのように緊張していました」
中村看護師　「はい。覚えることがたくさんあって、自分が何をしているのか、わからなくなることもあります」
田中看護師　「大変ね。わからないことがあればいつでも質問してね」
中村看護師　「はい。そうします」

田中看護師　「ところで、あなたの髪の毛、ちょっと長いかもしれないわね」
中村看護師　「えー、そうですか」
田中看護師　「同じ病棟の人からは、何も言われなかった？」
中村看護師　「いえ、何も」
田中看護師　「中村さん、話をしながら時どき髪を触っているわね。今もうなずいた時に」
中村看護師　「そういえば……」
田中看護師　「もしかしたら、気になる人がいるかもしれないわね」
中村看護師　「……そうかもしれません」
田中看護師　「そうね。どうしたらいいと思う？」
中村看護師　「邪魔にならないようにすればいいと思います」
田中看護師　「患者さんの目線から考えるといいと思うわよ。研修時に配布されたマニュアルなんかも参考にしてみては？」
中村看護師　「そうですね。邪魔にならないように直します」

《解説》

中村看護師はここで初めて何が問題とされたのか、身だしなみを整えることの大切さを理解できたのではないでしょうか。自分のしぐさをつぶさに例にとられたことも、認識を深めるポイントだったと思われます。

9 基礎的なスキルをしっかり身につけさせるために

《問題設定》

新人看護師の鈴木さんは、患者さんから、「鈴木さんの採血ではいやだ」と言われてしまいました。池田師長は、鈴木さんの採血業務は、練習をすれば上手くなる可能性があると考えていますが、その後、鈴木さんは池田師長に配置換えの希望を申し出てきたのです。

《改善前》

鈴木看護師　「池田師長、お話があります」
池田師長　「突然どうしたの、鈴木さん」
鈴木看護師　「いつも採血ばかりで、来年から他の科に配属を変えていただけないでしょうか」
池田師長　「採血ばかりって、看護師の仕事にはどうしても必要なスキルだから、身につけないとダメよ」
鈴木看護師　「それはわかっています。でも、この科の患者さんは、すぐに採血しろとか早くしろとか言う人が多くて。一所懸命やってもいつも文句ばかり言われるんです」

池田師長　「それは、しかたがないわね。鈴木さんの採血の仕方が悪いんじゃないの」
鈴木看護師　「そんなことはありません。みんなと一緒です」
池田師長　「そんなことはないんじゃないの。もっと練習が必要なだけでしょう」
鈴木看護師　「そんなことはありません。私だけが患者さんから言われているんです。この部署ではもう働けません。お願いですから、部署を変えてください」

経験の浅い看護師であれば、誰でもこのような悩みを抱える可能性があるのではないでしょうか。しかし、池田師長は、たんなる練習不足であることがわかっているので、つい、上から練習を強要するような対応になってしまっています。

《改善後》

鈴木看護師　「池田師長、お話があります」
池田師長　「突然どうしたの、鈴木さん」
鈴木看護師　「実は、私、この部署から異動したいんです」
池田師長　「異動したいのですか。職場で何かあったのですか」
鈴木看護師　「はい。実は、採血時に患者さんから文句を言われたんです」
池田師長　「そう、大変だったわね。患者さんから、どんなことを言われたの?」
鈴木看護師　「はい。採血時にとても時間がかかるし、痛いので別の人にかわって欲しいと言

池田師長　「そんなことを言われたの。辛かったわね」
鈴木看護師　「はい。もう、この部署では無理です」
池田師長　「そう。鈴木さんは採血のことで、もうこの部署では無理だと判断したの？」
鈴木看護師　「はい。採血の人数も多いし、時間にも追われるし、患者さんからは一所懸命やっても文句を言われるし」
池田師長　「そうね。採血は、短時間で手際良くやらないと患者さんも不安になるのよね」
鈴木看護師　「そうなんです。私、採血する時、とても緊張するんです。それで、時間がかかって患者さんがイライラしているのがわかるんです」
池田師長　「患者さんの採血時に緊張するのは、私も同じよ」
鈴木看護師　「そうなんですか。師長でもですか？」
池田師長　「そうよ。私だって、まだまだよ」
鈴木看護師　「そうですか。意外です」
池田師長　「鈴木さんは看護師の仕事は好きなの？」
鈴木看護師　「はい。ずっと続けたいと思っています」
池田師長　「そう。ぜひ、続けて欲しいわ」
鈴木看護師　「でも、今回のようなことになると挫折しそうです」
池田師長　「そう、大変よね。でもね、患者さんはあなたを頼りにしていると思うの」

鈴木看護師　「そうですか。自信ないんです」
池田師長　「みんな悩むのよ。鈴木さんが看護師の仕事を続けるのであれば、今の業務について、どのように思ってますか？」
鈴木看護師　「採血は重要だと思っています」
池田師長　「そう。重要よね。鈴木さんは患者さんから指摘されたことについて、今後どうしたいと考えてますか？」
鈴木看護師　「はい。なんとかスキルをあげたいとは思っています」
池田師長　「そう。私で何か相談にのれることはありますか？」
鈴木看護師　「はい。スキルの習得方法について教えて欲しいです」
池田師長　「いいわよ。いつから始める？」
鈴木看護師　「ありがとうございます。明日からでもいいですか」
池田師長　「じゃ、明日からね。ところで、部署の配置換えの希望はどうするの？」
鈴木看護師　「もう少し、考えてみます」

《解説》

部下のスキルは、モチベーションがないと向上させることは難しいでしょう。採血のスキルを向上させる、その動機の部分を自覚させることが池田師長には求められていたのです。部下のレベルを把握したうえで、部下自らが実施することを促す対応となっています。

10 報告を必ずあげる習慣を徹底させる

《問題設定》

入職6年目の茂木看護師は、仕事に対して前向きで、いつも積極的に看護に当たっています。池田師長は患者さんの家族から義歯が見当たらないという問合せを受け、茂木看護師に事情を確認して対処するよう指示を出しました。患者の家族からは「義歯が見つかった」とお礼を言われましたが、それは指示を出してから1週間が経過してからのことでした。

《改善前》

池田師長　「茂木さん、ちょっといいですか」

茂木看護師　「はい、大丈夫です。ちょうど昼休みをとるところですから。何かありましたか」

池田師長　「先ほど、患者さんのご家族から義歯が見つかったとお礼を言われたのよ。でも、どうして事前に報告してくれなかったの？」

茂木看護師　「すみません。忙しかったので忘れてました」

池田師長　「見つかったから良かったものの、必ず報告してもらわないと困るわ」

茂木看護師　「はい。今度から気をつけます」

院内コミュニケーションの問題として本当は大問題です。その重みは伝わったでしょうか？

《改善後》

池田師長「茂木さん、ちょっといいですか」
茂木看護師「はい。大丈夫です。ちょうど昼休みをとるところですから。何かありましたか」
池田師長「ありがとう。お昼休みなのに、ごめんなさいね」
茂木看護師「いいえ。大丈夫です」
池田師長「先ほど、患者さんのご家族から義歯が見つかったとお礼を言われたの。うれしかったわ」
茂木看護師「そうですか。義歯は布団カバーの中に紛れていたんです」
池田師長「茂木さん、探してくれたのね。ありがとう」
茂木看護師「仕事ですから。それに患者さんの義歯は、食事をとるために欠かせないものですから、当たり前です」
池田師長「そうですね。でもね、義歯について結果の報告が事前に必要だったわね」
茂木看護師「すみません。忙しかったので」
池田師長「そうね。茂木さんが、いつもみんなより積極的に仕事に取り組んでいる姿勢には関心しているわ」

茂木看護師　「ありがとうございます」

池田師長　「とても、言いにくいことなんだけれど、聞いてくれるかしら」

茂木看護師　「何でしょうか？」

池田師長　「茂木さんは『報告』が不足していると思うの」

茂木看護師　「すみません」

池田師長　「忙しいのは良くわかるわ。でもね、仕事はあなたひとりでするものではないということをわかって欲しいの」

茂木看護師　「はい。それは十分わかっています」

池田師長　「そうよね。ひとりの看護師として働いてもらうだけでなく、あなたには良いリーダーになってもらいたいと思っています。そのためにも、報告するということは重要なんです。私は、何が今、起こっているのか、それがどのようになっているのかを把握して、みなさんのサポートをしたいと思っているの」

茂木看護師　「わかりました。今後は必ず報告するようにします」

《解説》

報告・連絡・相談という基本的な行動ですが、リーダーの立場からすれば絶対に欠かして欲しくありません。ベテランになるとついつい自分で処理してしまいがちですが、「言いにくいことなんだけれど」という前置きが、改めて問題の重大性を意識化させています。

11 大きなミスを起こして動揺する部下をフォローする

《問題設定》

新人看護師の鈴木さんは、患者さんの持参薬の服用回数を、本来2回であるところを1回とまちがえて記入してしまいました。

自分の大きなミスに鈴木さんは激しく動揺しています。このままでは、鈴木看護師の看護師生活の出発は、マイナスからのスタートになってしまいます。

《改善前》

池田師長　「鈴木さん、あなた黒沢さんの高血圧の持参薬まちがえたでしょう？　1日2回服用してるのに、なぜ1回と記入したの？」

鈴木看護師　「申し訳ありません……」

池田師長　「申し訳ないで済むことではないのよ。もう少し気づくのが遅かったら、田中さんは大変なことになっていたわ」

鈴木看護師　「すみません。1日1回と思い込んでしまって……。本当に大変なことになっていました。すみません」

池田師長　「これからこんなことが2度とないように気をつけるのよ」

鈴木看護師　「はい。すみません」

果たしてこれで鈴木看護師のフォローはできたと言えるでしょうか？

池田さんに責めるつもりがなくても、言外にあなたのミスよ、そのミスで患者さんが死にかけたのですよ、と追いうちをかける結果になっています。本当はミスをおかしたことに対する鈴木看護師の動揺を、フォローすべきなのです。

また、「こんなことが2度とないように気をつけるのよ」と言うだけで、本当にこのようなミスはなくなるでしょうか？

《**改善後**》

池田師長　「鈴木さん、黒沢さんの持参薬服用のまちがいについて具体的に教えてくれる？」

鈴木看護師　「すみません。私のうっかりミスです。1日2回服用なのに、1回と記入してしまいました。本当にすみません」

池田師長　「鈴木さん、私はあなたを責めているわけじゃないのよ。うっかりミスって言ったけど、どうしてうっかりミスをしたと思いますか？」

鈴木看護師　「私、初めてひとりで入院のアナムネをしたんです。聞くだけで精一杯で、1回

池田師長　だと思い込んでしまったのかもしれませんね。それは大変よね」
鈴木看護師　「初めてのアナムネだったんですね。それは大変よね」

池田師長　「ううん。どうすれば今度のようなミスが起こらないと思います？」
鈴木看護師　「ひとつ、ひとつ指差し確認をして、声に出して確認すべきでした」
池田師長　「そうですね。次回からは必ず指差し確認して、声に出して確認してください。入院時のアナムネだけでなく、すべての業務に大切なことですね」
鈴木看護師　「はい、そう思います。これから確実に実行します」
池田師長　「持参薬の確認の件で、他にもまちがわない方法はあるかしら？」
鈴木看護師　「他の方法ですか？　持参薬は、薬袋をコピーして薬剤師さんに渡してはどうですか？」
池田師長　「薬袋に服用方法が書いているから、二重チェックになるかもしれませんね。じゃあ今度からは今のことを忘れずに実行してください。ミスは誰にでもあります。そのことを意識して確認作業を慎重にしてください」
鈴木看護師　「すみませんでした。あのー、黒沢さんのご容態はどうですか？」
池田師長　「黒沢さんは発見が早かったので、もう落ち着いています。もう少し落ち着いたら私が黒沢さんに話をして、その後、お詫びに行きますか？」
鈴木看護師　「ぜひお願いします」

《解説》

《改善後》では、「うっかり」が起こった責任を「個人」に帰すのではなく、「行動」について問いただすことで、その原因をさぐっています。こうした質問は、動揺した本人を冷静にするのに効果的です。

その結果、原因は「うっかり」ではなく、初めてのアネムネで緊張して、患者さんに質問するだけで精一杯で、持参薬の確認を忘れてしまった、ということにあるようです。そうした明確な原因があることを、本人に気づかせなければいけません。

師長は、初めてのアネムネが大変であることに共感を示し、ミスは誰にでもあるということを明言しています。そのうえで確認作業の重要性を強調しています。

後は患者の黒沢さんにお詫びができれば、彼女の看護師生活は、決してマイナスからの出発にはならないでしょう。

12 同僚へのクレームを患者さんから浴びせられた

《問題設定》

島田看護師は、患者さんから「待ち時間」を聞かれたまま、答えるのを忘れてしまいました。待たされて腹を立てた患者さんは、通りがかった山本看護師にその鬱憤をぶつけて来たのです。自分に非がないにもかかわらずクレームをつけられた格好となった山本さんは、当の島田さんに不満をもらさずにはいられません。

《改善前》

山本看護師　「島田さんちょっといい？　あなた患者さんに『待ち時間、あとどれくらいか？』と聞かれて、答えるの忘れていたでしょ。私にクレームがついたわ」
島田看護師　「あ、そうでしたか。ごめんなさい」
山本看護師　「あなたねぇ、忙しいのに仕事をとめられてぐたぐた言われて……」
島田看護師　「だからごめんなさいって謝っているでしょ。ごめんなさい。今忙しいから」
山本看護師　「もう……」

おそらく山本さんは患者さんからかなりきついことを言われたのでしょう。「あの看護師に伝えておけ」とでも言われたのかもしれません。島田さんに話しかける時、山本さんの心中はどんな状況だったでしょうか？　山本さんの心の中には、「自分は関係ないのに……」という被害者意識が高まっていたはずです。

しかし、これで山本さんは島田さんに伝えるべきことを伝えたと感じたでしょうか？　むしろ2人の関係が悪くなっただけで、問題の解決にはいっさいなっていません。まずここで考えるべきは、前に述べた通り会話はキャッチボールだということです。投げ手と受け手がお互いの意思を受け取り合う状況になければ、会話は成り立ちません。

《改善後》

山本看護師　「島田さん、今時間ありますか？」
島田看護師　「10分くらいならいいですよ。ばたばたしていて」
山本看護師　「いいですよ。忙しいところごめんなさい」
島田看護師　「どういうご用件ですか？」
山本看護師　「患者さんから『島田さんに待ち時間の問い合わせをしたのだけど、無視されたみたいだ』というクレームがつきました。そんなこと、ありましたか？」
島田看護師　「あっ！　忘れていました。今日は忙しくて。ごめんなさい」
山本看護師　「今日は忙しいよね。だけど患者さんも今日は待ち時間が長くてちょっと気が立ているみたいだから、気をつけなくてはね」

島田看護師「山本さんがクレームを聞いてくれたのですか？　ごめんなさい。私のせいで」

山本看護師「あなたのせいだけではないわ。今日は多くの患者さんが『待ち時間が長い』と感じられているので、お互い注意しましょう」

島田看護師「私もそこまで気が回りませんでした。気をつけます。ありがとうございました。ところで、その患者さんはどこにいらっしゃるかわかりますか？」

山本看護師「もうお帰りになったみたいよ。『帰る！』っておっしゃっていたから」

《解説》

《改善後》では、会話の初めに時間があいているかどうかを聞いています。これで、２人の会話の準備ができるのです。

山本さんはまず、「事実の確認」をしています。患者さんが言ってきたことが本当にあったのかどうか、を確認することが何よりも重要でしょう。

島田さんは忙しくて、完全に忘れていたようです。その忙しさに共感しながら、島田さんに「誰でも忘れる可能性があるから、こんな日は一層気をつけなくてはいけない」とやんわりと注意を喚起しています。その結果、島田さんは素直に自分のミスを認めるとともに、反省することができたのです。

13 経費節減のための清掃負担を職員に伝える際に

《問題設定》

池田師長の勤務する病院では、経費を削減するため清掃会社との契約を変更することになりました。院内清掃にあたる清掃会社の担当者が、今までの半数になるというもので、負担は当然職員にふりかかってきます。部下の不満を前に、池田師長はどのように対応すれば良いでしょうか。

《改善前》

池田師長　「来月から院内の清掃をする担当者の人数が半分の3名になります。予想されるのは、清掃に時間が掛かること、そのため今までより定期清掃時間の間隔が長くなり、ゴミが落ちていたり、トイレが汚れたりする可能性があることです。今後そうしたことに気づいたら、各自自主的に清掃するようにしてください」

島田看護師　「今だって忙しいのに、そこまでできません」

山本看護師　「病院の事情を一方的に押しつけられても困ります……」

池田師長　「これは、上のほうで決まった方針だからお願いします。病院の経営も苦しいので、みなさん大変だと思いますが、協力してください。島田さん、山本さんお願いしますね」

島田、山本　「……はい……」

さて、これで病院の新たな方針が伝わるでしょうか？

「上の方針ですでに決定したことだから、それに従え」という言い方で指示する一方、池田師長の口振りからは「私も反対だけど、上が言うから仕方ないのよ」と思っていることがうかがえます。

また病院の経営が苦しい、とも言っていますが、こうした発言の仕方は、職員に不安をひろげるだけでしょう。

《改善後》

池田師長　「来月から院内の清掃をする担当者の人数が半分の3名になります。予想されるのは、清掃に時間が掛かること、今までより定期清掃時間の間隔が長くなるため、その間にゴミが落ちていたり、トイレが汚れたりする可能性があります。清掃が行き届かない可能性がありますが、看護部としてどのように対応したら良いと思いますか？」

島田看護師　「どうして清掃の人数を半分に減らすのですか？」

池田師長　「診療報酬の改定を含め、どこの病院も経営努力をしています。医療や看護の質を落とすことなく、病院を経営するためには、経費の見直しを図らなければなりません。今回の措置もその一環と考えています」

山本看護師　「今でも忙しくて余裕などありません。私たちに清掃しろと言われても、そこまでできません。それこそ看護の質が落ちるのではないでしょうか？」

池田師長　「確かに、山本さんの言うことにも一理あります。ただ誤解しないで欲しいのは、私たちがモップを持って清掃するわけではないのです。たとえばゴミが落ちていれば率先して拾うとか、トイレがひどく汚れていたら、すぐに清掃の担当の人に連絡をするといったことなんです。それで看護の質が落ちるのかしら？」

山本看護師　「いや……」

島田看護師　「でも、それなら今までと変わらないじゃないですか。わざわざ師長が指示することはないと思いますが？」

池田師長　「確かに今までとそれほど変わらないと思います。だけど、みなさんに検討していただきたいのは、清掃の担当者が3人になるということです。その結果どのようなことが予想されるでしょうか？」

島田看護師　「清掃担当者が6人から3人になるのだから、物理的に今までのように頻繁に清掃ができなくなるということです」

山本看護師　「その結果、ゴミが落ちたままになったり、トイレが汚れてそのままの状態になる可能性もあります」

池田師長「そうですね。その時に私たちは何をすればいいでしょうか。具体的に検討しましょう」

《解説》

《改善後》では、清掃スタッフを半分にした理由を、診療報酬の改定を含めた、経費の見直しという全体の動きの中に位置づけることにより、全員参加の運営を示唆しています。次に、この処置の結果起こり得る事態を想起させ、その具体的対応の検討を促しています。

この事例からは、情報開示の重要性を読み取るべきでしょう。

つまり、病院の経営、運営体制に少しでも変化があるなら、何が変わるのかを事前に職員に開示しなければなりません。

それが、患者さんの不利益につながらないか、職員に対する影響はどうなのか。問題点を具体的にあげて、ともに検討するという病院の姿勢が求められるでしょう。

14 体調を整えて出勤する意味を理解させる

《問題設定》

島田看護師は前夜、友人との飲み会に参加し、その後カラオケに行き深夜まで盛り上がってしまいました。久々の飲み会でストレスを思う存分発散できた、ということまではよかったのですが、カラオケで歌いすぎたため喉をいためてしまいました。かすれ声の島田さんに、池田師長はどのように対処すべきでしょうか。

《改善前》

池田師長　「島田さん、おはよう」
島田看護師　「おはようございます」
池田師長　「島田さん、どうしたのその声？」
島田看護師　「昨日、ちょっとカラオケに行って、盛り上がって歌いすぎたんです」
池田師長　「カラオケ？　だめじゃないの」
島田看護師　「はい、すみません。でも、とても楽しかったんです」
池田師長　「島田さん、社会人としての自覚が足りないんじゃないの？」

島田看護師　「すみません」
池田師長　「すみませんじゃないわよ。気をつけてね」
島田看護師　「はい。気をつけます」

池田師長は、島田さんを一方的に叱責しているだけです。
島田さんは「社会人の自覚が足りない」と言われましたが、何が具体的に問題とされたのかわかっていません。島田さん自身に、問題の所在に気づかせ、自らによる行動改善を促すのが池田師長の役目であるはずです。

《改善後》

池田師長　「島田さん、おはよう」
島田看護師　「おはようございます」
池田師長　「島田さん、どうしたのその声？」
島田看護師　「はい。昨日、カラオケで歌いすぎたんです」
池田師長　「そう、カラオケに行ったのね。楽しかった？」
島田看護師　「はい。とても楽しかったです」
池田師長　「ところで島田さん、今日の午後患者さんにアナムネをする予定じゃなかったかしら？」

島田看護師　「はい。そうです」
池田師長　「患者さんは、ご高齢で少し耳がご不自由な方じゃなかったかしら」
島田看護師　「はい。少し大きな声ではっきりとしゃべらないといけない患者さんです」
池田師長　「島田さん、今日その声で大丈夫?」
島田看護師　「多分……」
池田師長　「多分なの?　自信がないみたいだけど大丈夫?」
島田看護師　「はい。午後までには、治ると思います」
池田師長　「そう。午後までは治りそうなのね。でも、もし治らなければ、私に相談してくれる?」
島田看護師　「はい。わかりました」
池田師長　「お願いね。島田さん、今日は私も手伝えるからいいけれど、もし、私が手伝えなかったとして、あなたの声が午後までに治らなかったら、どうなっていたかしら?」
島田看護師　「満足なアナムネはできなかったかもしれません」
池田師長　「そうね。島田さん、万全の看護には、万全の体調が必要よね」
島田看護師　「はい」
池田師長　「今日の島田さんの体調はどうかしら?」
島田看護師　「そうですね。あまり良くないので、患者さんに対して、いつもの看護ができていない可能性があります」

池田師長　「そうよね。わかってくれたかしら」

島田看護師　「はい」

《解説》

勤務終了後の過ごし方が、次の日の看護にどのように影響するのか？　島田さんは考えずに行動していたことに気がつきます。

これは日々の業務に多少なりとも慣れてきた職員によくある現象です。勤務終了後の過ごし方は自由とはいえ、翌日は勤務にさしつかえることがあってはなりません。

そのような体調で患者さんと接しているとミスにつながる可能性があります。池田師長は、この会話の中で、何が問題かを明確に島田さんに伝えています。

15 日常業務に対する油断をただす

《問題設定》

患者さんの家族から、看護師によるおむつ交換時の配慮が足りないのではないか？　という苦情が寄せられました。池田師長は、クレームのついた中村看護師を呼び出し、注意することになりました。

《改善前》

池田師長　「中村さん、ちょっと休憩室に来てもらっていいですか」

中村看護師　「はい。いいですよ」

池田師長　「中村さん、患者さんから『カーテンを閉めないでおむつ交換をされた』という苦情があったの。なぜ、そんな対応をしたの？」

中村看護師　「えっ。そんなことはないですよ。誰がそんなことを言ったんですか？」

池田師長　「患者相談室の課長から報告があったの」

中村看護師　「そうですか」

池田師長　「中村さん、本当に心当たりはないの。患者の清水さんのことよ」

中村看護師　「あー。清水さんですか。あの患者さん、言うことあまり聞いてくれないんです」
池田師長　「そうなの。じゃ、中村さんはおむつ交換時の対応はちゃんとできていたのね？」
中村看護師　「多分。でもとても忙しい時だったから覚えていません」
池田師長　「もしかしたら、ちゃんとした対応をしてなかったかもしれないと思うのね？」
中村看護師　「はい。すみません」
池田師長　「気をつけてね」
中村看護師　「はい。気をつけます」

何が原因で苦情に結びついたのか？　その点について池田師長はさぐることができませんでした。「気をつけてね」という言葉はとても便利ですが、具体的に、何を、どのようにすれば同様の苦情やミスが防げるのかを考えてもらうことなしに、改善行動にはつながりません。

《改善後》

池田師長　「中村さん、ちょっと休憩室に来てもらっていいですか」
中村看護師　「はい。いいですよ」
池田師長　「中村さん、患者さんから『カーテンを閉めずにおむつ交換をされた』という苦情があったの。中村さんは心あたりありますか？」
中村看護師　「えっ。そんなことはないですよ。誰がそんなことを言ったのですか？」

池田師長　「患者相談室の課長から報告がありました」
中村看護師　「そうですか」
池田師長　「中村さん、清水さんのおむつ交換の時、どのようにしていたか。具体的に教えてもらってもいいかしら?」
中村看護師　「あー、清水さんですか。いつもと一緒ですよ」
池田師長　「いつもと一緒って、どんな風にしていたのかしら?」
中村看護師　「はい。窓を開けて、４人部屋の場合にはカーテンを閉めてから交換することになっています」
池田師長　「そう。手順通りにいつもしていたの。それでも患者さんのご家族から配慮が足りないと言われてしまったわけだけど、どこか心当たりはあるかしら?」
中村看護師　「もしかしたら、病棟にたまたま患者さんひとりだったので、そのままおむつ交換してしまったのかもしれません。ひとりだから、カーテンを閉めなくてもいいかなあと思って」
池田師長　「そう。誰もいなかったのね」
中村看護師　「そうです」
池田師長　「じゃ、患者さんはその時のことを言ってたのかもしれないわね」
中村看護師　「そうかもしれません。でも、誰もいなかったし、プライバシーには配慮しているつもりですよ」

池田師長　「そうね。確かに誰もいなかったのかもしれないけれど、患者さんのご家族が気がついているのだから、誰もいないということにはならないわね」

中村看護師　「そうですね。ちょっとした油断をしたまま、業務をしてしまっていたんですね」

池田師長　「手順通りに業務を実施していないことが、このようなクレームになってしまったのね。とても残念だわ。中村さんが患者さんのために頑張って看護していることは、良くわかっています」

中村看護師　「はい。申し訳ありません。手順通りに行わなかったことで、患者さんのご家族にも不快な思いをさせてしまいました。これからは、再度手順を確認して業務にあたります」

池田師長　「中村さん、気がついてくれてありがとう。今後も看護業務頑張ってね」

《解説》

池田師長は中村さんが業務にあたった状況を詳しく確認しています。

日常の業務にあたるうえで、「このくらいいいや」という油断を持ち込んでしまった結果、患者さんの家族から苦情がきてしまったのです。中村さんも自分の行動が良くなかったことに気がついているようです。患者さんへのプライバシーへの配慮、とくに排泄に関する配慮は十二分に行う必要があるでしょう。

16 自分の仕事を全体の流れの中に位置づけさせる

《問題設定》

新人看護師の鈴木さんは時間に追われながら、なんとか仕事をこなそうと躍起になっています。

池田師長は、その若者らしい熱心さをとても評価しているのですが、一方で、まだ気持ちに余裕がないせいか、ついつい自分の仕事ばかりに気をとられて、近視眼的な対応をすることが目につきます。

自分の仕事を全体の流れ、他の科との関係の中に位置づけることができていません。それがもっとも顕著にあらわれるのが、彼女の電話応対です。

《改善前》

鈴木看護師　「はい。2A病棟です。はい、はい、今いませんのでわかりません。今、時間がないのでかけなおしてください」

池田師長　「鈴木さん、今のどこからの電話だったの?」

鈴木看護師　「検査科からの電話です」

池田師長　「誰からの電話で、用件は何だったの？」
鈴木看護師　「いえ、聞いてません。私にはわからなかったので」
池田師長　「だめじゃない。ちゃんと聞かないと」
鈴木看護師　「すみません」

別の科からの電話があった時も、誰からの、どんな用事なのか、用件の内容すら聞かず、自分だけの都合で取りつごうともしません。池田師長は、そんな鈴木さんの応対を叱責しています。しかし、たんに叱るだけでは、今後どのように対応すればいいのか、鈴木さんはまったくわからないでしょう。

《改善後》

鈴木看護師　「はい。2A病棟です。はい、今いませんのでわかりません。今、時間がないのでかけなおしてください」
池田師長　「鈴木さん、今のどこからの電話だったの？」
鈴木看護師　「検査科からの電話です」
池田師長　「誰からの、どんな用件だったの？」
鈴木看護師　「いえ、聞いていません」
池田師長　「鈴木さん、電話応対では用件や相手を聞くことになっていなかったかしら？」

鈴木看護師　「私は内容も良くわかりませんし、いつもこんな感じです」
池田師長　「いつもこんな感じですか？　もし、鈴木さんが検査科からの電話を待っている人だったらどう思いますか？」
鈴木看護師　「そうですね。困ります」
池田師長　「そうよね。困るわね。その電話が緊急な用件だったらどうかしら？」
鈴木看護師　「大変なことになりますね」
池田師長　「そうよね。病院内での電話は、患者さんに関することが大半だと私は思うの」
鈴木看護師　「そうですね。患者さんに関することですよね……」
池田師長　「鈴木さん、電話については、基本的な応対の方法があるのは知っていますか？」
鈴木看護師　「いえ、接遇の研修があったのですが、緊急の業務が入って私は受けることができませんでした」
池田師長　「そうでしたか。私でよかったら基本の応対について一緒に考えることができますが、どうかしら？」
鈴木看護師　「教えてくれるんですか」
池田師長　「私でよかったらね」
鈴木看護師　「よろしくお願いします」
池田師長　「いつからがいいかしら？」
鈴木看護師　「今日の夕方からでもいいですか？」

池田師長　「いいわよ。さっそく始めましょう」

《解説》

《改善後》の対応では、鈴木さんが電話応対の研修に参加する機会を失ったまま業務についていたことが判明しました。

池田師長は電話応対の大切さについて、絞り込みの質問をする中で鈴木さんに気づきを与え、次の改善行動を自発的な学習として引き出そうとしています。

部下指導には、業務に直接必要なスキルや知識だけでなく、社会人として必要なマナーなども含まれます。鈴木さんは、院内での電話応対を、自分自身の習慣の範疇で行っていたのです。池田師長がナースステーション内で気づき、改善行動に結びつけることができました。

17 リーダーとしての役割を途中であきらめさせないために

《問題設定》

山口看護師は、今年4月から病棟のリーダーになりました。新人リーダーは病棟での仕事量が多く、休日出勤、残業の連続で疲れが出始めています。休憩時間も満足にとれず、仕事が嫌になってきた、と親しい同僚にもらすような状態にまでなってしまいました。

そんなある日、リーダーとしての仕事を続けることに自信をなくした山口看護師は、深刻な面持ちで池田師長に相談を持ちかけてきました。

《改善前》

山口看護師　「師長、お話があります」
池田師長　「今なら大丈夫よ。何かあったのかしら」
山口看護師　「はい。私、リーダーとしては限界です」
池田師長　「えっ、リーダーを辞めたいってこと?」
山口看護師　「はい」

池田師長　「それは、困ったわね」
山口看護師　「もう、無理なんです」
池田師長　「そんな。あなただったら大丈夫と思って任せたのに。今さら無理って言われてもね」
山口看護師　「すみません」
池田師長　「もう一度考え直してくれないかしら」
山口看護師　「いいえ、難しいです……」
池田師長　「そんなこと言わず、お願いよ。あなたしかいないのだから」
山口看護師　「……」

管理職である池田師長は、部下である山口看護師の状況把握もせず、一方的にお願いするだけの対応で終始しています。
この対応では、山口看護師は何ひとつ納得していません。再度、リーダーを辞めたいと言ってくるはずです。

《改善後》
山口看護師　「師長、お話があります」
池田師長　「山口さん、何かあったの？」

山口看護師　「私、リーダーとしては限界です」
池田師長　「なぜ、限界だと思うの？」
山口看護師　「現場が忙しすぎて、人も足りません。リーダーとして、全員の動きを見ることもできず、指示することもできません」
池田師長　「とても忙しいのね。あなたが引き受けている仕事は、どのくらいあるのかしら」
山口看護師　「はい。○○と○○と○○と○○……です」
池田師長　「今、山口さんが抱えている仕事はあなたの許容量としては、何パーセントくらいなの？」
山口看護師　「はい。100パーセントです」
池田師長　「そう。その仕事のうち山口さんが絶対にやらないといけない仕事は何パーセントくらいあるのかしら？」
山口看護師　「全部です」
池田師長　「それは大変ね。山口さんが一所懸命頑張ってくれるのはとてもうれしいんだけれど、でもね、もし頑張り過ぎて倒れてしまうようなことがあると、それこそ大変でしょ？」
山口看護師　「そうですね。私もそれが心配なんです」
池田師長　「そうね。何か良い方法はないかしら？」
山口看護師　「リーダーには、私ではなくもっと他にしっかりした人がいますよ」

池田師長　「あなたのようにしっかりした人は、なかなかいないのよね」
山口看護師　「そんなことはありません。他にもいますよ」
池田師長　「誰と誰かしら？」
山口看護師　「田中さんと早川さんです」
池田師長　「田中さんと早川さんね。いいかもしれないわね。でもね、あなたと比べると経験もまだ浅く、病棟全体を見るのはちょっと無理だと思うの」
山口看護師　「そうでしょうか。あの人たちはしっかりしているから、大丈夫じゃないでしょうか」
池田師長　「山口さんがそう思うのだったら、これは私の提案なんだけれど、田中さんと早川さんをサブリーダーにしてはどうかしら。それで、私も含めて４人で仕事のやり方を早急に話し合いましょう」
山口看護師　「わかりました」

《解説》

池田師長はどうすれば山口看護師の抱えている仕事を他の人に依頼できるか？　ということを具体的に提案しています。

自分の能力以上の仕事量を引き受ける傾向は、新人リーダーにありがちなことです。

そして、責任感の強いリーダーほどすべてを引き受け、自分自身で抱え込んでしまい、結果的にバーンアウトに陥りやすいものなのです。

とりわけ、仕事を依頼することが苦手な人は少なくありません。

「断る」

「任せる」

「依頼する」

「選ぶ」

という4つの選択をしながら仕事をすることを、新人リーダーには意識的に促す必要があります。

18 ナースステーション内のおしゃべりを慎ませる

《問題設定》

「ナースステーションの私語が多い」という苦情が投書箱に入っていました。そこには連綿と、若い看護師たちが、休日の予定を話していたり、飲み会の計画を話している、という内容が書かれていました。

《改善前》

池田師長　「あなた方、主任がいない時にナースステーションで私語が非常に多い、という投書があったのですが、これはどういうことでしょう？」

山本看護師　「すみません。今後気をつけます」

池田師長　「気をつけます、と言うだけで私語を慎むことができるのですか？」

山本看護師　「それほど長い時間は話していないと思います。手が空いた時に、ちょっとでも話をすることがいけないのですか？」

池田師長　「もちろんだめです。ナースステーションでの私語は禁止！　と決まっています。みんなこんなこと知っているでしょ」

全員　「はい」

池田師長　「じゃあ、わかったわね。ステーションでは今後私語はしないようにしてください」

さて、これで、山本さんたちは、ナースステーション内での私語をやめるでしょうか？規則があるから守るように、と言うことは簡単です。しかし、規則を大上段に振りかざしてもほとんど効果がないことを知っておく必要があります。規則があることぐらい、山本看護師たちは知らないはずがありません。にもかかわらず私語をしているのですから、ここでの問題は、「規則があるから」で解決するわけがありません。

《改善後》

池田師長　「あなた方、いま少し時間いいですか？」

全員　「はい、なんですか？」

池田師長　「先日、患者さんから『ナースステーションの私語が多いのではないか？』という投書がありました。この件について少し話し合いたいのです」

山本看護師　「確かに、業務の手が空いた時に、少し私語をしているかもしれません。ただ、私たちは投書をされるほど話しているとは思いません」

池田師長　「少しはしていると思うけど、投書をされるほどではないと思っているのですね」

山本看護師　「はい、その通りです」

池田師長　「では、山本さん、どうして投書が入ってきたと思いますか?」
山本看護師　「さぁ……」
池田師長　「患者さんが嘘をついているとは思えないですし、患者さんはなぜ投書をしたと思いますか?」
山本看護師　「やはり、私たちの私語がうるさく感じられたからだと思います」
池田師長　「そうでしょうね。あなた方が短い時間と感じても、患者さんは長く感じている場合があります。静かに話しているつもりでも、患者さんにとっては、耳障りかもしれません。みなさんにもそんなことって経験ありませんか?」
全員　「あります……」
池田師長　「立場が違うと、感じ方が変ってきます。わざわざ投書をされた患者さんは、かなりの時間をかけて文章を書かれたようです。相当うるさく感じたのかもしれません。とくに楽しそうな話は、患者さんにとっては辛いものです。そこのところを理解して、ナースステーションでの私語は慎むようにしてください」

《解説》

《改善後》では、規則という言葉を使わずに、患者さんの気持ちを思いやることを気づかせています。部下たちは、規則が必要になった本当の理由を理解する中で、改めてその規則の意味をとらえ返し、実際の行動に適用することになるでしょう。

19 過労の果ての過誤という不安を拭う

《問題設定》

職場から退職者が大量に出たために、一人ひとりの仕事量が格段に増えています。佐藤看護師は、夜勤、日勤を繰り返し、睡眠不足によるミスを何度も起こしそうになってしまいました。このままでは身体を壊してしまうのではないか？　満足な仕事もできないどころか、何か大きなミスをおかしてしまうのではないか？

不安にさいなまれる毎日をすごしていた佐藤さんから、意を決した様子で辞職の相談を受けました。

《改善前》

佐藤看護師　「師長、お話がありますが、お時間よろしいですか？」

池田師長　「佐藤さん、何かしら」

佐藤看護師　「突然ですが、退職したいのですが」

池田師長　「えっ？　退職？」

佐藤看護師　「はい。寝不足で身体も疲れ切っていて、もうこんな状態が1ヶ月以上続いています」

池田師長　「あなた、今の病院の事情はわかるでしょう？　人の募集もしているし、今月も2名採用したじゃないの……」

佐藤看護師　「確かに、人は入れていただいているのですが、今のままだとミスをして、病院にご迷惑をかけるんじゃないかと心配です」

池田師長　「大丈夫よ。あなたはベテランなんだから。みんな頑張っているのだから、あなたも頑張って欲しいなあ」

佐藤看護師　「私も体が辛いのは我慢できます。頑張っているつもりなんです。だけど、いつか大きなミスをおかしてしまいそうで……」

池田師長　「そんなこと、取り越し苦労よ。もう少しで人も充足するから、頑張ってよ」

佐藤看護師　「……」

池田師長の最大のミスは、佐藤看護師に共感の気持ちをまったく示していないことです。そのうえ、自分の都合しか話していません。

疲労の蓄積を感じながら漠然と、だからこそ拭いがたい過誤の可能性を心配する佐藤看護師に「あなたはベテランだから大丈夫」とまったく無根拠な発言をしています。佐藤さんの不安は一向に晴れることはありません。

《改善後》

佐藤看護師　「師長、突然ですが、退職したいのですが」
池田師長　「退職したいの？　佐藤さん、最近人がたくさん辞めてしまって、忙しいからね」
佐藤看護師　「はい。でも忙しいから辞めたいわけではありません」
池田師長　「そうなの。だけど佐藤さんには悪いことしているなあと思っているの。ごめんなさいね。理由を教えてくれる」
佐藤看護師　「はい、忙しくて、疲労が慢性化しています。この状態が続けば、私少しドンくさいところがあるから、いつか大変なミスをおかすのではないかと思って……」
池田師長　「ミスをおかすかもしれないと思っているのね。実は、私もそう思っているの」
佐藤看護師　「師長さんもですか？」
池田師長　「そうなのよね。私たちはおそらく、通常の1・5倍くらいの仕事をしていると思うの。無理をしているから、私も心配しているの」
佐藤看護師　「そうですね。みんなそれでも頑張ってますよね」
池田師長　「感謝しているのよ。増員も何とかできそうだけど、慣れるのに時間が掛かるから、すぐには楽にならないしね」
佐藤看護師　「みんな疲れていますから、何か良い方法ないでしょうか？」
池田師長　「良い方法ねぇ。私考えたんだけど、やはり私たちもきちんと休もうと思うの。ローテーションを上手くとってね。どう思う？」

佐藤看護師　「そんなこと、できるんですか?」
池田師長　「一緒に考えてくれる?」
佐藤看護師　「はい」

《解説》

池田師長は、自分の事情はいっさい話さずに、佐藤看護師の気持ちに共感しています。また、佐藤看護師の「いつかミスをするかもしれない」という心配に対して「自分も不安なの」と、正直な気持ちを述べています。飾らない発言が、自分だけがミスをするのではないかと心配する佐藤看護師の気持ちを和らげる効果をもたらしています。

そのうえで、ローテーションの見直しという改善策を提案しています。

もちろん佐藤看護師の退職したいという気持ちが、これで払拭されるわけではありません。しかし、池田師長に対し、「この人は自分を見てくれている」という意識が芽生えたことは確かでしょう。

《参考文献》
『医療コンフリクト・マネジメント―メディエーションの理論と技法』和田仁孝・中西淑美、有限会社シーニュ
『ヒューマンエラーの科学―なぜ起こるか、どう防ぐか、医療・交通・産業事故』大山正・丸山康則、駒沢大学出版会
『仲間とみがく看護のコミュニケーション・センス』大森武子・大下静香・矢口みどり、医歯薬出版株式会社
『看護コーチング』野津浩嗣、日総研出版
『対話40例でわかるコーチング・スキル』中村香織、日総研出版
『ナースマネージャーのためのコーチング』坂井慶子、株式会社メヂカルフレンド社
『ナースのための交流分析の実際』尾岸恵三子、医学書院
『目からウロコのコーチング』播磨早苗、ＰＨＰ出版社
『プロコーチのコーチングセンスが身につくスキル』岸英光、株式会社あさ出版
『コーチング・バイブル（第2版）』ＣＴＩジャパン訳、東洋経済新報社
『看護現場に活かすコーチング』多羅尾美智代、経営書院

クレーム対応力・接遇力・共感力のレベルアップを測る

『医療・福祉系クレーム対応能力検定』のご案内

検定の目的は？ **めざせ1級！　スペシャリストをめざそう!!**

メディカルリレーションマネジメント協会が実施する「医療・福祉系クレーム対応能力検定」は、医療・福祉の現場で必要となっているクレーム対応スキルのレベルを測ることを目的とした認定試験制度です。

検定の概要

基礎編	学生として患者・利用者との基本的な対応でコミュニケーションがとれる。
3級	医療・福祉の従事者として必要な基本的な患者対応力と、職場での業務内容を理解した上で、患者・利用者の一次クレーム（苦情）の対応行動がとれる。
2級	サービスの責任者がＰＳ推進リーダーとして、苦痛・クレームの対応・分析、改善行動を推進することができる。
1級	組織全体へのサービスの質を向上するための教育や啓蒙活動を実施することができる。

検定試験の詳しい案内は、いますぐこちらまで!!

●ホームページ　**http://www.mrm.or.jp/qualification**

●NPO法人　メディカルリレーションマネージメント協会
・住所　〒104-0045　東京都港区新橋6丁目9番2号　新橋第一ビル本館7階
・電話　03-6432-0080　FAX　03-6432-0081

濱川博招（はまかわ・ひろあき）
経営コンサルティング会社ウィ・キャン代表。顧客満足度向上のスペシャリスト、クレーム対応のスペシャリストとして、医療機関、介護施設、企業、サービス業などで実績を上げ、その実践的なコンサルティングは全国で高い評価を得ている。現在、コンサルティング業務をおこなうとともに、顧客満足、クレーム対応、人材教育等の講演・研修・執筆を積極的におこなっている。現在、ウィ・キャンでは、医療福祉機関の職員向けの研修を定期的に開催している。
主な著書に、『結局、病院のクレーム対応は最初の1分で決まる！』『困ったスタッフが変わる！ 看護師長のコーチング・スキル』（共に小出版刊／共著者・島川久美子）、『ナビトレ教え方 UP 力！ だれも教えてくれなかった！ 新人・後輩ナースを教える技術』（メディカ出版刊／共著者・島川久美子）、『病院経営が驚くほど変わる 8 つのステップ』（ダイヤモンド社刊）がある。
◎趣味：ゴルフ。
◎好きな食べ物：インドカレー。

島川久美子（しまかわ・くみこ）
立教大学大学院卒業後、MBA を取得。株式会社ウィ・キャン取締役。医療機関や介護施設での患者応対・利用者応対に関するコンサルティングから、経営改善、企業および医療機関・介護施設での人材育成のスペシャリストとして実践的な企画、研修を精力的におこなっている。上記、掲載の濱川博招との共著のほか、『医療と企業経営』（共著、学文社）がある。
◎趣味：おつまみ作り。
◎好きな食べ物：お寿司。

〈連絡先〉 株式会社ウィ・キャン
東京都港区新橋 6-9-2 新橋第一ビル本館 7 階
URL http://www.wcan.co.jp/ メールアドレス info@wcan.co.jp

看護主任・リーダーのための
コーチングスキル入門

2022年 1 月 6 日 初版発行

著 者 濱 川 博 招
島 川 久 美 子
発行者 和 田 智 明
発行所 株式会社 ぱる出版

〒 160-0011 東京都新宿区若葉 1-9-16
03(3353)2835 ―― 代表 03(3353)2826 ―― FAX
03(3353)3679 ―― 編集
振替 東京 00100-3-131586
印刷・製本 中央精版印刷株式会社

ISBN978-4-8272-1322-5 C0034